El sueño y sus trastornos

Biblioteca de psicología, psiquiatría y salud
Serie SALUD 2000

colección dirigida por

RAMON BAYÉS
JOSEP TORO

Rosa M. Raich
M. Dolores de la Calzada

El sueño y sus trastornos

martínez roca
libros universitarios y profesionales

Diseño cubierta: Geest/Høverstad

Gran Via, 774, 7.°, 08013 Barcelona
ISBN 84-270-1617-4
Depósito legal B. 43-1992
Fotocomposición de Pacmer, S. A., Miquel Àngel, 70-72, 08028 Barcelona
Impreso por Libergraf, S. A., Constitució, 19, 08014 Barcelona

Impreso en España – Printed in Spain

Índice

Introducción

El sueño es un fenómeno importante en nuestras vidas, y sólo el hecho de que ocupa aproximadamente un tercio de ella (hacia los 65 años debemos haber dormido 21) nos lo confirma.

La habitual pregunta «¿Has dormido bien?» es un buen indicador de la significación que atribuimos a una noche de descanso.

En realidad, aunque se ha avanzado considerablemente, conocemos poco acerca de los mecanismos del sueño, su inducción, mantenimiento y finalización (Van Oot, Lane y Borkovec, 1984), e incluso de las funciones para las que sirve.

Sabemos que no es la mera ausencia de vigilia. Es un fenómeno activo que requiere de algún tipo de esfuerzo para mantenerlo.

También conocemos que no es un fenómeno unitario y que se caracteriza por diversos estados conductuales, fisiológicos y polisomnográficos.

Hace veinte años recibía una atención mínima a nivel psicológico y médico. Se tenía el concepto de que el sueño es un fenómeno benigno, y ya que todos dormimos, cualquiera podía considerarse experto en el tema (Pressman, 1985).

Esta forma intuitiva de enfrentarse a los problemas de sueño ya no es viable actualmente. Las investigaciones llevadas a cabo en los últimos veinte años nos han mostrado que el sueño no es siempre un fenómeno benigno. Se han descrito más de sesenta trastornos del sueño (Association of Sleep Disorders Centers, 1979), y una larga investigación a nivel animal y humano ha mostrado la importancia del tema.

Nuevos estudios llevados a cabo en los Centros de Sueño han aportado gran cantidad de material que ha cristalizado en una nueva clasificación de los trastornos del sueño (The International Clasification of Sleep Disorders, 1990).

Este libro quiere ser un instrumento útil para la introducción al conocimiento básico del sueño y sus trastornos. En los primeros capítulos se abordan los aspectos neurofisiológicos, anatómicos y neuroquímicos, la función del sueño y diferentes métodos de evaluación. A partir del capítulo 4 se introducen los trastornos del sueño por exceso y por defecto (disomnias), parasomnias y otras alteraciones.

Las autoras queremos apuntar asimismo indicaciones sobre técnicas terapéuticas concretas, así como sus índices de eficacia. Esperamos que pueda servir para un mejor abordaje tanto de la evaluación como del tratamiento de los trastornos del sueño.

Capítulo 1

Aspectos neurofisiológicos del sueño

1.1 Cronobiología

Los ritmos biológicos son variaciones cíclicas de duración previsible y son estudiadas por la cronobiología.

Cuando los ritmos duran 24 horas se denominan circadianos (*circa* = alrededor, *diano* = día).

Si la duración de los ritmos es inferior al día se denominan ultradianos, y si es superior, infradianos.

Los ritmos circadianos humanos son gobernados por uno o varios relojes internos con características rítmicas propias. Por otra parte vienen también determinados por los sincronizadores externos, los cuales son capaces de modificar dentro de determinados límites los ritmos endógenos propios del organismo.

Se llama sincronización al proceso de ajuste de los ritmos biológicos internos con los sincronizadores externos (*Zeitgeber*).

La alternancia luz-oscuridad que viene determinada por el movimiento de rotación de la Tierra es el sincronizador externo más potente que se conoce para el ritmo circadiano al que pertenece el ciclo vigilia-sueño.

En el hombre, actúan además otros marcadores igualmente importantes, tales como el conocimiento de la hora del día gracias al reloj y especialmente los condicionantes sociolaborales en que se desarrolla su vida.

Además del ciclo vigilia-sueño, concurren en la especie humana otros ritmos circadianos como la secreción de cortisol, las modificaciones de la temperatura interna, la secreción de hormona del crecimiento, etcétera.

Cuando el individuo está en condiciones normales de sincronización externa, todos estos ritmos circadianos guardan entre sí una relación de fase.

Desincronización interna. Cuando por razones sociolaborales (p. ej., horario de trabajo nocturno, turnos rotatorios, vuelos transmeridianos, etc.) se modifican los horarios habituales de sueño y vigilia, el individuo presenta una sensación de malestar. Ello se debe a que los distintos ritmos biológicos se adaptan a diferente velocidad a los nuevos *Zeitgeber* impuestos, dando lugar a la aparición de sensación de fatiga y disminución de vigilancia, con descenso de la actividad física e intelectual, además de una significativa alteración de la estructura del sueño.

Sincronización interna. Si al individuo se le aísla totalmente de los sincronizadores externos, bien en cuevas profundas (Siffre, 1963) o en unidades especialmente diseñadas para el aislamiento (Wever, 1975), no recibe ninguna información temporal externa, dependiendo entonces la organización de los ritmos circadianos únicamente de los relojes internos. En estos casos los ritmos circadianos tienden a variar ligeramente su periodo. En estas condiciones los distintos ritmos circadianos mantienen una relación estable de fases, pero que es diferente de la que tenían en estado de sincronización externa.

En un 30% de los casos, si se mantiene durante mucho tiempo el aislamiento, sobreviene de forma espontánea un estado de desincronización interna.

Así pues, vemos que el ritmo circadiano es bastante complicado al estar integrado por varios ritmos circadianos. Si no son sincronizados diariamente, los diferentes ciclos pueden divergar como relojes inexactos.

En la especie humana el patrón vigilia-sueño adaptado a las

24 horas representa una adquisición ligada al desarrollo madurativo del sistema nervioso y no se perfila hasta los 3 o 4 meses de edad.

1.2 Características poligráficas del sueño

El gran interés que suscita el sueño desde la antigüedad se ha visto reforzado por la aplicación de las técnicas poligráficas, que han permitido profundizar en su estudio. Hasta ese momento se había tenido que limitar a la observación clínica de la conducta del individuo dormido.

El primer criterio de clasificación del sueño fue hecho por Loomis y cols. (1938), que distinguieron variaciones en la profundidad del mismo y las agruparon en 5 estadios diferentes. Pero no fue hasta 1953 cuando Asserinsky y Kleitman distinguieron la existencia de dos tipos de sueño bien diferenciados. El primero de ellos corresponde al sueño de ondas lentas (término relacionado con la actividad electroencefalográfica que lo acompaña) que el individuo normal presenta al inicio de su descanso nocturno. El otro tipo de sueño se corresponde con el periodo de ensoñaciones, cuyo aspecto electroencefalográfico muestra una actividad eléctrica cerebral rápida, más parecida a la de vigilia que la del sueño de ondas lentas, pero desde la que es muy difícil despertar al durmiente. Ello le ha valido el nombre de sueño paradójico. Al ir acompañado de movimientos oculares rápidos se conoce también con el nombre de sueño con movimientos oculares rápidos (sueño MOR).

El registro simultáneo del electromiograma (EMG) de los músculos submentonianos y el electrooculograma (EOG), integrado al electroencefalograma, ha permitido un mejor conocimiento de las características de ambos tipos de sueño que exponemos a continuación, siguiendo la clasificación propuesta por Dement y Kleitman (1957).

Tabla 1. *Estadios del sueño.*

Sueño de ondas lentas
– Estadio I
– Estadio II
– Estadio III
– Estadio IV
Sueño con movimientos oculares rápidos (MOR)

1.2.1 Sueño de ondas lentas

En el sueño de ondas lentas hay que valorar los distintos estadios que lo componen y que se hallan relacionados con los distintos grados de profundidad del mismo, apareciendo sucesivamente un periodo de adormecimiento o estadio I, seguido de un periodo de sueño ligero o estadio II y a continuación los estadios III y IV, que corresponden al sueño profundo de ondas lentas. Estos estadios se siguen habitualmente uno a otro, pero su sucesión es gradual y es necesario tener en cuenta la existencia de abundantes fluctuaciones.

En relación al estudio de sus características poligráficas, la fase I que sigue a la vigilia se define por una discontinuidad del ritmo alfa occipital, que simultáneamente presenta una disminución de voltaje y es sustituido progresivamente por una actividad más lenta, apareciendo al final de este periodo las denominadas puntas de vértex. Acompañando a este patrón de actividad electroencefalográfica, se observa una disminución del tono muscular y aparición de movimientos oculares muy lentos.

Durante el siguiente estadio II, de sueño ligero, el registro es rico en grafoelementos propios de este estado, entre los cuales encontramos los llamados husos beta a frecuencia de 12-14 Hz, que duran aproximadamente medio segundo y se proyectan a las regiones cerebrales anteriores y centrales y que algunos autores (Yamadosi, 1971) consideran la expresión de una inhibi-

Tabla 2. *Características de los distintos estadios de sueño de ondas lentas.*

Estadio I	Adormecimiento. Rarefacción del ritmo alfa occipital de vigilia relajada. Movimientos oculares lentos. Puntas vértex.
Estadio II	Sueño ligero. Husos de ondas beta (12-14 Hz). Complejos K (ondas bifásicas positiva-negativa) de alto voltaje.
Estadio III	Sueño lento profundo. Del 20 al 50 % de ondas delta (0,5-3,5 Hz) de voltaje superior a 70 microvoltios.
Estadio IV	Sueño lento profundo. Ondas delta de voltaje superior a 70 microvoltios en proporción superior al 50 %.

ción activa que favorecería el paso a fases más profundas del sueño. Por otra parte, existen los llamados complejos K, que consisten en una onda bifásica negativa-positiva, de voltaje elevado, que habitualmente acompaña a los husos beta y aparecen de forma espontánea o bien como respuesta a una estimulación externa. (La expresión de complejo K deriva de «Klap», ya que durante el sueño de ondas lentas una palmada provoca fácilmente su aparición.)

El estadio siguiente es el estadio III, representativo de una mayor profundidad del sueño y se caracteriza electroencefalográficamente por la presencia de ondas lentas, delta, generalmente a 1-2 Hz, que ocupan del 20 al 50 % del registro y cuyo voltaje debe ser superior a 70 microvoltios.

La presencia de ondas lentas se va incrementando de una forma paulatina, y se considera que cuando su proporción supera el 50 % del tiempo de registro nos hallamos ya frente al estadio IV.

Tabla 3. *Modificaciones generales durante el sueño con ondas lentas.*

TONO MUSCULAR

Mantenido aunque algo disminuido en musculatura submentoniana.

MOVIMIENTOS OCULARES

Algunos movimientos lentos en estadio I.

MOVIMIENTOS CORPORALES

Variados.
Aislados o agrupados.

FUNCIONES AUTONÓMICAS LENTIFICADAS (RITMOS ULTRADIANOS DE LAS FUNCIONES VEGETATIVAS)

Disminución de la frecuencia electrocardiográfica (< 10 %)
Disminución tensión arterial (< 20 %).
Disminución temperatura.
Miosis.

Durante el sueño lento, la actividad motora muestra una disminución del tono postural, que en el hombre se registra a nivel de la musculatura submentoniana, pero que en ningún momento corresponde a una hipotonía generalizada, ya que algunos músculos como los esfinterianos, masetéricos u orbiculares pueden presentar una actividad tónica incluso superior a la de vigilia. Los reflejos tendinosos pueden asimismo estar aumentados al inicio del sueño, para ir disminuyendo a medida que éste profundiza.

Los movimientos corporales durante el sueño son muy variados, dependiendo de cada individuo, pudiendo presentarse aislados o bien agrupados en brotes de varios minutos después de largos periodos de inmovilidad.

A lo largo de todo el sueño, el paciente es receptivo a los estímulos sensoriales, siendo su respuesta más o menos rápida en relación a la profundidad del sueño y a la intensidad y calidad del estímulo.

Las funciones autonómicas se hallan lentificadas durante

Tabla 4. *Características poligráficas del sueño MOR.*

Brotes de movimientos oculares rápidos bilaterales y conjugados.

Actividad EEG poco amplia y poco sincronizada.

Ondas en diente de sierra a 2-6 Hz en regiones frontales y centrales.

Abolición o gran disminución del tono a nivel de musculatura submentoniana.

Mioclonias parcelares.

Modificación de las funciones vegetativas:
Alteración del ritmo cardiaco (< 6 %).
Alteración del ritmo respiratorio (< 7 %).
Aumento tensión arterial sistólica (< 4 %).
Erección pene.
Aumento de la resistencia cutánea.

este periodo, pero ello no depende específicamente del estado del sueño, sino que está en relación con los ritmos ultradianos de las funciones vegetativas. Así, el ritmo cardiaco se lentifica aproximadamente en un 10 %, y también disminuye en forma importante, hasta el 20 %, mientras que la diastólica se mantiene prácticamente sin variaciones.

1.2.2 Sueño con movimientos oculares rápidos (MOR)

El sueño MOR sigue al sueño de ondas lentas profundo tras pasar habitualmente por un periodo de aligeramiento. Los patrones poligráficos de este tipo de sueño son sumamente característicos, combinando una actividad electroencefalográfica rápida y de bajo voltaje, de aspecto muchas veces similar al de vigilia, con brotes de ondas en diente de sierra de 2 a 6 Hz, de corta duración, que se proyectan a las regiones frontales y centrales. En este periodo no se registran husos beta ni complejos K.

Los brotes de movimientos oculares rápidos se acompañan de ondas PGO (ondas ponto-genículo-occipitales), que muy raramente pueden registrarse en el electroencefalograma humano.

Simultáneamente, aparece una dramática disminución del tono muscular a nivel de musculatura submentoniana, que incluso puede llegar a abolirse.

La característica más importante durante este periodo es la aparición de brotes de movimientos oculares rápidos bilaterales y conjugados, más abundantes al final de la noche que durante los primeros ciclos, siendo más numerosos los movimientos horizontales que los verticales.

Durante este sueño es frecuente observar la aparición de breves sacudidas musculares aisladas.

Las características polisomnográficas que acompañan al sueño MOR no siempre se presentan simultáneamente, ya que el paso de un tipo de sueño a otro suele ser progresivo y dura un cierto tiempo, que puede oscilar entre pocos segundos y varios minutos. Estos periodos de transición, difíciles de clasificar, son conocidos con el nombre de sueño intermediario.

Durante el sueño MOR, la disminución de las aferencias periféricas condiciona un gran aumento del umbral de despertamiento frente a las estimulaciones extereoceptivas; sin embargo, persiste una reactividad que está más íntimamente ligada con la calidad del estímulo que con su intensidad. Así, es más fácil que un sujeto durmiendo en fase MOR responda a su nombre de pila pronunciado con entonación natural que a otro ruido inespecífico más intenso.

Durante el sueño MOR, la frecuencia cardiaca y la respiratoria se incrementan en un 6-7 %, pero este aumento no es constante, pudiendo incluso disminuir en algunas ocasiones. La presión arterial sistólica puede aumentar hasta un 4 %.

Más que el aumento, lo que llama la atención durante este tipo de sueño es la irregularidad de las funciones somáticas, pudiendo aparecer apneas centrales de 10 a 20 segundos de duración, así como extrasístoles y abundantes variaciones de la

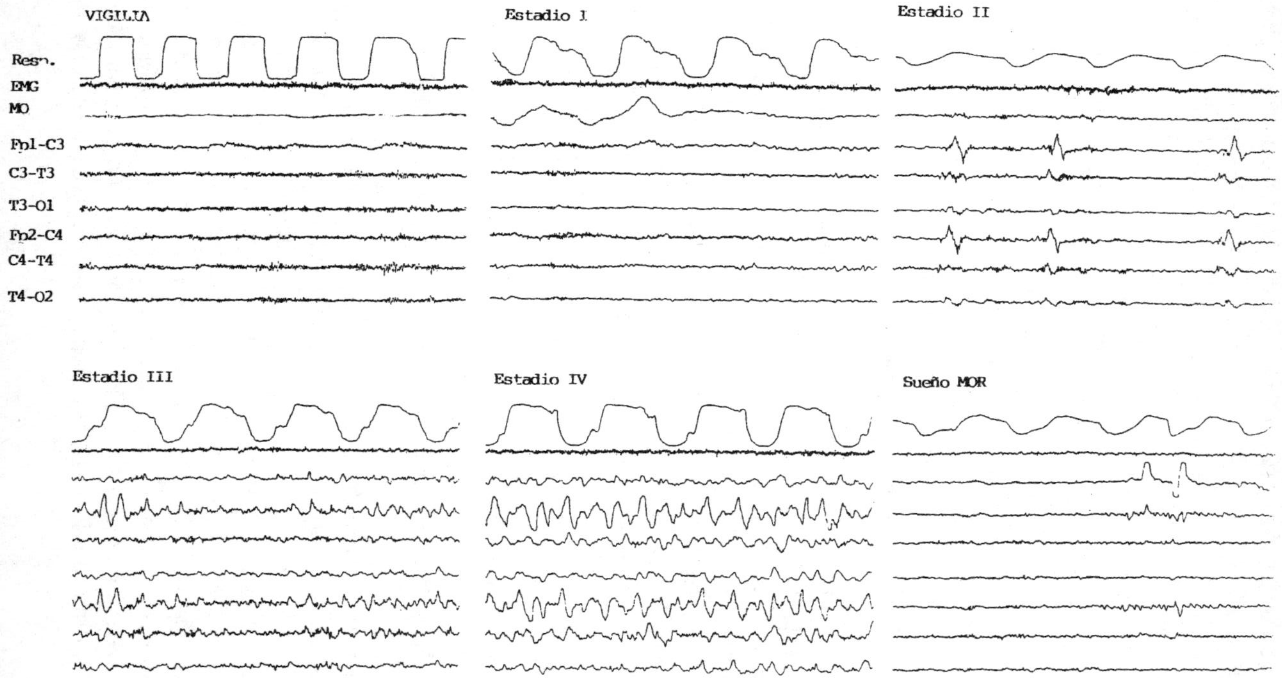

Figura 1. Características de los registros de los distintos estadios de sueño.

presión arterial. Estos hechos favorecen la aparición de accidentes vasculares cardiacos o cerebrales durante este tipo de sueño en pacientes de edad avanzada o en aquellos que están afectos de enfermedades cardiovasculares.

No se ha demostrado nunca que exista una relación directa entre la naturaleza de los ensueños y la modificación de las funciones vegetativas.

La erección del pene es un fenómeno constante durante el sueño MOR, y su aparición persiste durante el mismo; se observa ya desde la infancia y persiste a lo largo de la vida hasta la vejez. Su presencia o ausencia permite el diagnóstico diferencial entre las impotencias de origen orgánico y las funcionales.

El consumo de oxígeno en esta fase es el más alto de todos los estadios del sueño. La resistencia cutánea que se halla aumentada durante el sueño alcanza su máximo en este momento.

Durante el sueño MOR es cuando aparecen las ensoñaciones, y si se despierta al individuo durante estos periodos, en un 80% de los casos recuerdan lo que estaban soñando. La duración de un ensueño es generalmente más corta que la del sueño MOR y suelen aparecer varias ensoñaciones durante el mismo, que se separan entre ellas por breves reacciones de despertamiento.

1.3 Regulaciones fisiológicas durante el sueño

La mayor parte de las regulaciones fisiológicas del individuo durante la vigilia se modifican durante el estado de sueño. Algunas de estas modificaciones dependen directamente del estadio de sueño, como ocurre en el caso de las variaciones de la tensión arterial o las modificaciones cardiorrespiratorias que ocurren durante el sueño paradójico. En otros casos, como la secreción de cortisol, las variaciones dependen de la modulación circadiana que acompaña al sueño, pero no directamente de éste. Finalmente, existen casos en que hay una doble dependencia, del sueño por un lado y del ritmo circadiano por otro, como son la secreción de cortisol, la temperatura interna, la frecuencia cardiaca, la tensión arterial o las frecuencias cardiaca y respiratoria.

Durante el sueño MOR, las respuestas reguladoras de la homeostasis están en general peor controladas que durante la vigilia y dependen de la integridad de los mecanismos periféricos; además, la variabilidad es aumentada por los cambios fásicos que se producen durante este tipo de sueño.

Durante el sueño de ondas lentas, los umbrales de regulación de la homeostasis pueden estar incluso aumentados en relación al estado de vigilia.

1.4 Estructura del sueño

En el hombre, el sueño se caracteriza por una alternancia cíclica de los dos tipos de sueño. Al comenzar a dormir, el individuo normal desarrolla en primer lugar las cuatro fases del sueño lento, de menor a mayor profundidad, y a continuación aparece el primer sueño MOR. Todo ello constituye el primer ciclo de sueño. A lo largo de la noche de sueño de 7 a 8 horas de duración se suceden de 4 a 6 ciclos de sueño.

No todos los ciclos son de la misma duración ni la proporción de los distintos estadios de sueño es la misma. El primer ciclo es el más corto y los más largos son el segundo y el tercero, que duran unos 115-120 minutos, y posteriormente la duración disminuye hasta unos 90 minutos en los últimos ciclos. Además, la composición de estos ciclos varía de unos a otros, y en los primeros ciclos predomina el sueño profundo de ondas lentas, mientras que el sueño MOR es de corta duración. A medida que transcurre la noche, en los ciclos sucesivos el sueño lento profundo se halla en menor proporción, e incluso está ausente, mientras que se incrementa el sueño lento superficial y el sueño MOR, que además de ser más abundante se acompaña de ensueños mejor elaborados.

Tabla 5. *Arquitectura del sueño.*

Ciclo del sueño es la sucesión de los distintos estadios de sueño de ondas lentas y sueño MOR.

Promedio de duración de un ciclo: 90 minutos.

Modulación de una noche de sueño en 4-6 ciclos.

La proporción de cada estadio de sueño sufre variaciones de un sujeto a otro. En la persona adulta normal, el sueño MOR representaría entre el 20 y el 25 %, el estadio I del 2 al 6 %, el estado II alrededor del 45 %, y los estadios III y IV, considerados conjuntamente, totalizarían el porcentaje.

No siempre es fácil diferenciar los distintos estadios, pues existen abundantes fluctuaciones a lo largo de la noche y estas dificultades se ven incrementadas en los pacientes que presentan algún tipo de patología del sueño o asociada a él. Con el fin de poder homologar los resultados en los distintos laboratorios de sueño, se utiliza internacionalmente, en la mayoría de los centros, la normativa publicada por Rechtschaffen y Kales (1968), siendo imprescindible, para su correcta clasificación, el registro simultáneo de tres parámetros fundamentales: el electroencefalograma, el electromiograma de la musculatura submentoniana y el electrooculograma. Otros parámetros relacionados con el sueño, tales como el registro de la respiración naso-oral y tóraco-abdominal, el electrocardiograma, la temperatura, los movimientos de las piernas, el registro de la tumescencia peneana, el actograma, y un largo etcétera, no son básicos para la clasificación de los estadios de sueño de ondas lentas y el sueño MOR, pero resultarán imprescindibles en el estudio de las diversas patologías o en el desarrollo de investigaciones sobre el sueño.

Los resultados obtenidos tras el análisis visual o automático de los registros, mediante la aplicación de la normativa reseñada en el párrafo anterior, es lo que nos permite la elaboración

Tabla 6. *Proporción de los distintos estadios a lo largo de una noche de sueño.*

Estadio I:	del	2	al	5%
Estadio II:	del	40	al	45%
Estadio III:	del	8	al	12%
Estadio IV:	del	12	al	15%
Sueño MOR:	del	20	al	25%

de los hipnogramas. Éstos facilitan en forma importante el estudio del sueño normal y patológico al darnos una visión de conjunto de la estructura del mismo a lo largo de un cierto número de horas de registro. Estos hipnogramas pueden adaptarse a las necesidades de la exploración de cada caso determinado (fig. 2) y proporcionar la cuantificación de los parámetros más importantes del sueño.

En resumen, se puede decir que el sueño se caracteriza por:

1. La fase de sueño se inicia en sueño lento.
2. El conjunto de sueño lento y sueño MOR constituye lo que se llama un ciclo de sueño.
3. La duración de un ciclo de sueño se halla entre 80 y 110 minutos.
4. A lo largo de una noche de sueño (8 horas), se suceden entre 4 y 6 ciclos.
5. En los primeros ciclos predomina el sueño lento profundo (estadios III y IV).
6. En los últimos ciclos predominan el sueño MOR y el sueño lento superficial.
7. El sueño MOR ocupa del 20 al 25% del sueño, y el sueño lento ocupa del 80 al 85%.
8. La proporción de vigilia durante el periodo de sueño no debe exceder el 5%.

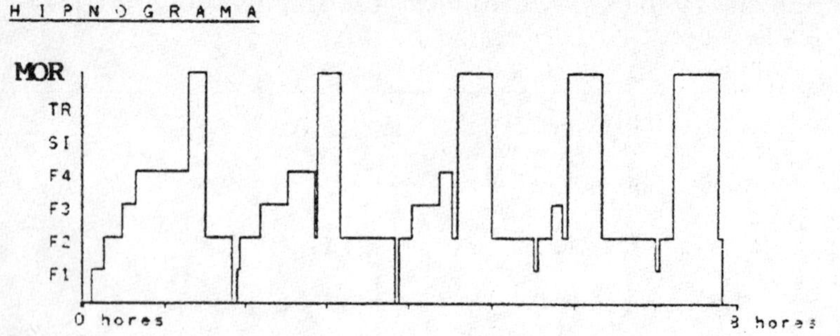

Figura 2. Hipnograma correspondiente a una noche de sueño normal.

Tabla 7. *Distribución de los distintos estadios de sueño a lo largo de los sucesivos ciclos de sueño de la noche.*

SUEÑO LENTO PROFUNDO:
Abundante en el primer ciclo, escaso en los siguientes y ausente en los últimos.

SUEÑO LENTO SUPERFICIAL:
Escaso en el primer ciclo y va aumentando su proporción en los ciclos sucesivos

SUEÑO MOR:
Escaso y con pocos movimientos oculares rápidos en el primer ciclo y va aumentando su duracion y su riqueza en MOR a medida que se suceden los ciclos.

1.5 Estructuras anatómicas relacionadas con el sueño

Von Economo, en 1926, al estudiar las lesiones anatómicas asociadas a la encefalitis letárgica que lleva su nombre, puso de manifiesto la existencia de estructuras cerebrales responsables del mantenimiento de la vigilia y de otras estructuras responsables del desencadenamiento del sueño.

En la actualidad se admite la existencia de dos sistemas antagónicos relacionados con la regulación del sueño y la vigilia. El sistema activador de la vigilia está situado en la formación reticular ascendente y el hipotálamo posterior ventral (Monnier y Gaillard, 1980). Por su parte, el sistema inductor del sueño, desactivador de los sistemas de vigilia, se halla situado en el bulbo, próximo al núcleo del fascículo solitario, en el núcleo del rafe, en el tálamo medio-central y en los núcleos preópticos del hipotálamo (Bremer, 1977).

Estructuras responsables del sueño paradójico. Las estructuras responsables del sueño paradójico se han localizado por experiencias de exclusión, lesión (Jouvet, 1962) y registros de la actividad neuronal extracelular unitarios. En la preparación póntica crónica, en que el cerebro, con hipotálamo e hipófisis incluidos, ha sido completamente seccionado por delante del puente, el sueño paradójico persiste y aparece periódicamente con todas sus características: atonía muscular, actividad PGO y movimientos oculares rápidos. No obstante, la duración total del sueño paradójico se halla disminuida y desaparece totalmente al quinto día, mientras que la muerte no sobreviene hasta el séptimo. Si un islote hipotálamo-hipofisario desconectado del puente se deja en su lugar, la preparación póntica crónica puede sobrevivir varios meses manteniendo una tasa de sueño paradójico normal. De todo ello se deduce que el bulbo y el puente son suficientes para generar los signos mayores del sueño paradójico, aunque existe un factor hipotalámico y/o hipofisario que es indispensable para que se desencadene el sueño paradójico. La desaparición secundaria del sueño paradójico en el animal póntico crónico se explica por la desaparición de este factor almacenado en el tronco cerebral inferior, el líquido cefalorraquídeo o la sangre.

Las experiencias de lesión han permitido separar el papel de dirección del bulbo de los distintos papeles de ejecución desarrollados por las distintas estructuras pónticas. En resumen, puede decirse que existe a nivel de la región magnocelular del bulbo un sistema desencadenante del sueño paradójico que pone en marcha los subsistemas ejecutores localizados más rostralmente. El sistema de la atonía muscular es controlado por las estructuras localizadas a nivel del locus caeruleus alfa. El sistema ponto-genículo-occipital es controlado por las estructuras existentes en la parte rostral, dorsal y lateral de la formación reticular póntica.

Estructuras responsables del sueño de ondas lentas. Las estructuras generadoras del sueño lento mejor conocidas se encuentran en la línea media del tronco cerebral, la formación reticular medular dorsolateral, hipotálamo anterior, área preóptica y núcleos anteriores del rafe.

1.6 Aspectos neuroquímicos del sueño

Las bases anatómicas del sueño no son suficientes por sí mismas para explicar la organización del sueño y la relación sueño MOR-sueño lento con periodicidad constante. Es por ello por lo que, paralelamente a los estudios poligráficos y anatómicos, se han desarrollado estudios bioquímicos que han demostrado la importancia de las monoaminas cerebrales en cuanto moduladoras de la transmisión sináptica de los sistemas de neuronas centrales.

Anteriormente se había dicho que la serotonina dominaba el sistema de sueño lento, y la acetilcolina el de la vigilia y el sueño MOR, pero estas teorías parecen hoy día demasiado simples y actualmente se admite que una combinación de serotonina, catecolaminas, acetilcolina y otros neurotransmisores influyen y modelan el patrón vigilia-sueño (Monnier y Gaillard, 1980).

La serotonina. Tres tipos experimentales muestran el papel de la serotonina en la regulación del sueño. La destrucción de las células nerviosas responsables de la síntesis de serotonina, localizadas en los núcleos medianos del rafe, provocan una desaparición del sueño lento. El bloqueo de la síntesis de serotonina por el PCPA, inhibidor de la triptófano hidroxilasa, provoca un insomnio total en el animal tratado. Este insomnio aparece 48 horas después de la inyección y dura 72 horas. Si durante este insomnio se le administra al animal 5-HTP, precursor de la serotonina, se restaura el sueño lento y el sueño paradójico. Todo indicaba que el sueño lento era provocado por la liberación de serotonina; pero posteriormente se reformuló la hipótesis, y Sallanon, Buda, Janin y Jouvet, en 1981, concluyeron que la serotonina liberada actúa como un neurotransmisor durante la vigilia, pero que simultáneamente facilita la síntesis de factores hipnógenos que inducen el sueño de ondas lentas y el sueño paradójico.

Las catecolaminas. El papel de estos neurotransmisores (noradrenalina, dopamina) no está todavía completamente dilucidado. Por un lado parece claro que el sistema dopaminérgico está implicado en el control del comportamiento de vigilia. La importancia de las catecolaminas sobre el sueño MOR es aún muy confusa. La acción del alfa-metil-p-tirosina, inhibidor de la síntesis de catecolaminas, cuando se administra a dosis pequeñas provoca un aumento del sueño paradójico, mientras que a dosis más importantes lo disminuye.

La acetilcolina. La acetilcolina tiene un comportamiento contrario a la noradrenalina. La administración en el animal de sustancias que tengan las mismas propiedades que la acetilcolina provoca inhibición del comportamiento y disminución de la motricidad. Los estudios neurofisiológicos, bioquímicos y farmacológicos revelan la importancia de la acetilcolina en el inicio y mantenimiento del sueño paradójico.

Existen sustancias de inducción al sueño lento (sueño delta), como el péptido inductor del sueño delta (PISD), que se ha investigado en distintas especies animales con resultados discordantes. El factor S, investigado por Pappenheimer, es un pequeño péptido, inductor también del sueño lento pero distinto del péptido inductor del sueño delta.

Se han aislado, además, otros factores inductores del sueño MOR como la proteína aislada por Drucker-Colin y cols., en 1980.

Capítulo 2

Necesidad del sueño

Ante la pregunta «¿Cuánto tiempo debe dormir una persona para estar alerta y tener energía suficiente al día siguiente?», existe un consenso en nuestra sociedad que cifra el número óptimo de horas de sueño en ocho. Hay algo de verdad en esta afirmación. Numerosos estudios han mostrado que la media aritmética en muestras diversas de población está entre las siete y ocho horas. Esta cifra se ha hallado en una amplia variedad de situaciones, desde latitudes norte, donde la cantidad de tiempo de luz y oscuridad varía radicalmente en diferentes épocas del año, hasta en situaciones experimentales, donde el acceso a relojes y luz solar está impedido (Webb y Agneau, 1975). Pero este número mágico de ocho horas es una media aritmética y no es óptimo para todos, como se cree. Los «grandes dormidores» se sienten culpables de holgazanería y tienden a reducir su horario, mientras que otras personas intentan alargar innecesariamente su suficiente horario de sueño.

Las necesidades individuales oscilan entre tres (Jones y Oswald, 1968) y doce horas cada noche (Borcoveck, 1982), aunque lo más frecuente esté entre seis y diez horas (Pressman, 1986).

Incluso en una misma persona, la necesidad de sueño varía con la edad, estados de salud, emocionales, estilos de vida y demandas sociales.

De todas formas, nuestra sociedad está algo deficitaria de

sueño. Los escolares dormían, en 1900, aproximadamente una hora más que los de su misma edad en 1960 (Lacks, 1987). Los adolescentes duermen actualmente una hora y media menos cada noche que sus antecesores en 1910 (Webb y Agneau, 1975), aunque quisieran dormir más.

Además, en una sociedad moderna hay muchos más factores que favorecen la privación del sueño: horarios rígidos de trabajo, gran oferta de actividades sociales nocturnas, televisión y luz eléctrica que permite todo lo anterior o leer hasta muy tarde.

2.1 Influencia de la edad en la estructura del sueño

La edad es uno de los factores más importantes en el cambio de horas de sueño en una misma persona. Un recién nacido suele dormir 18 sobre 24 horas. Aproximadamente a los cuatro años duerme entre 10 y 12 horas diarias, y a los diez unas 9 o 10 horas. Durante la adolescencia, la media diaria de sueño oscila entre 7,5 y 8 horas. A partir de esta época hay un declive gradual hasta llegar a unas 6,5 horas en ancianos (Hauri, 1982). Este cambio de horarios está relacionado con otros muchos factores, pero es de interés tenerlo en cuenta ya que a veces hay personas que experimentan trastornos por querer mantener a toda costa determinados ritmos horarios.

Ontogénesis del sueño. El desarrollo bioeléctrico del cerebro y por tanto la organización del sueño, está relacionado con la edad gestacional (Monod y Tharp, 1981).

Antes de las 30 semanas de edad gestacional no se hallan habitualmente diferencias entre los estados de vigilia y sueño, y los trazados realizados muestran una actividad discontinua y variable.

A partir de las 30 semanas de edad gestacional se distinguen en los trazados discontinuos algunos periodos de 40 a 60 segundos de actividad continua, que se acompañan de algunos movimientos oculares y que corresponden al sueño MOR.

A medida que avanza la edad gestacional se van distinguiendo más nítidamente los dos tipos de sueño, y a las 40-41 semanas de gestación se pueden identificar fácilmente.

En condiciones normales, el recién nacido a término pasa durmiendo el 80-90% del tiempo. Durante los periodos de vigilia no hay diferencia entre los sectores registrados con ojos abiertos o con ojos cerrados, presentando una actividad electroencefalográfica poco organizada e irregular de voltaje mediano (25-50 μv) y frecuencias que oscilan entre 0,5 y 12 Hz.

A esta edad cuando se duerme se hace en sueño MOR, con una actividad electroencefalográfica similar a la de vigilia, a la que a veces se superponen ondas lentas posteriores a 2-4 Hz, de voltaje más elevado que el promedio del trazado (50-80 μv). En este periodo se observa en el registro poligráfico la presencia de movimientos oculares, movimientos de cara y extremidades, respiración irregular y atonía de la musculatura submentoniana; estas características es lo que explica el hecho de que a esta edad al sueño MOR se le llame también sueño «agitado».

Estos periodos duran de 5 a 20 minutos y van seguidos de sueño lento, en el que no se registran movimientos oculares. El niño está quieto, la respiración es regular y la musculatura submentoniana muestra un tono continuado.

Durante el sueño lento, el electroencefalograma muestra una actividad lenta de 75 a 100 microvoltios, que primero es continua y que luego se agrupa en salvas de predominio en regiones posteriores, separadas por intervalos de trazado menos amplio. En las regiones anteriores aparecen ondas lentas o bien ondas agudas bifásicas, y en las regiones rolándicas, ondas theta a 4-5 Hz y ondas alfa a 8-9 Hz.

Al final del sueño lento aparece otra vez el sueño MOR, con características algo diferentes del que aparecía antes del sueño lento.

El sueño MOR o sueño activo es, desde el punto de vista ontogénico, el más precoz.

La proporción de sueño MOR en el recién nacido es muy alta y ocupa el 80% del total del sueño. A los 15 días de edad, dicha proporción ha descendido al 60%. Además, a partir de la sexta semana de vida la fase de sueño se inicia con mucha frecuencia en sueño lento.

El recién nacido pasa durmiendo el 80-90% del día. A los 15 días de edad, el total del sueño ocupa alrededor del 54% del ciclo de 24 horas.

Durante el primer mes de vida, se va precisando el ritmo de 24 horas, ausente en la primera semana. El sueño interrumpido por abundantes despertares tiende a hacerse más continuo durante la noche.

Después del periodo neonatal se va modificando progresivamente la organización del sueño, la proporción del sueño diurno disminuye y, a partir de los 4 meses, su predominio es esencialmente nocturno.

A partir de los tres meses se pueden identificar ya los cuatro estadios de sueño lento.

Hacia los 3 o 4 años el ritmo de 24 horas está definitivamente asentado. Hacia los 5 años, la proporción de sueño MOR es ya similar a la del adulto.

El sueño lento profundo es muy abundante durante la niñez y su proporción comienza a descender a los 10 años para alcanzar los valores normales del adulto hacia los 25 años de edad.

El sueño de ondas lentas profundo (estadios III y IV) es máximo en los niños pequeños. Tanto cualitativa como cuantitativamente es diferente del de los adultos. Es casi imposible despertar durante el primer estadio IV a los más jóvenes. En un estudio (Bursby y Pivik, 1983), un sonido de 123 decibelios no consiguió provocar ningún signo de reacción en un grupo de niños de 10 años de edad.

Si tenemos en cuenta otros factores como el criterio de mantenerse despierto durante el día, también parece que esta edad (entre 10 y 12 años) es el mejor momento para disfrutar de un sueño reparador. Duermen profundamente de 9 a 10 horas y están totalmente activos durante todo el día. Los ritmos circadianos también están establecidos: a esta edad, un niño se duerme y se despierta cada día a la misma hora espontáneamente (Dement, 1983).

En el sueño lento hay también una importante diferencia a través de la edad en su aparición en los primeros o últimos ciclos de sueño.

Durante la adolescencia puede observarse el cambio en el sueño de onda lenta, ya que decrece en un 40% durante la segunda década, aunque la duración total del sueño permanezca constante.

Organización del sueño en edad avanzada. A partir de los 60 años, el sueño lento profundo muestra una importante disminución de su proporción en relación al periodo total de sueño, y puede incluso llegar a desaparecer, mientras que el sueño lento superficial (estadios I y II) aumenta gradualmente.

Feinberg (1983) sostiene la hipótesis de que la disminución del sueño lento profundo a partir de una determinada edad estaría en relación con la disminución paralela de la densidad sináptica cortical.

La disminución de sueño lento profundo es más acusada en el sexo masculino que en el femenino. Las mujeres pueden conservar una proporción normal de sueño lento hasta edades muy avanzadas.

La proporción de sueño MOR en relación al tiempo total de sueño no se modifica en los ancianos sanos. En las demencias seniles de etiología orgánica la proporción de sueño MOR disminuye notablemente (Prinz y cols., 1982).

Con la edad aumenta el número de despertares, muchos de los cuales no se recuerdan durante el estado de vigilia. No se conoce bien cuál es la causa de estas interrupciones del sueño en los ancianos, pero es muy probable que se deban a alteraciones del sueño no diagnosticadas, como pueden ser los movimientos periódicos de las piernas o los trastornos respiratorios durante el sueño que presentan una alta prevalencia en las edades avanzadas (Ancoli-Israel y cols., 1981).

Las alteraciones o trastornos del sueño cambian de tipo según la edad. Respecto al insomnio, los jóvenes suelen quejarse de dificultad en iniciar el sueño, mientras que los más mayores se quejan de despertarse durante la noche o temprano por la mañana (Dement y cols., 1982). Por otra parte, en los niños son más frecuentes los terrores nocturnos, enuresis y miedos en la cama; los adolescentes suelen «ir cortos de sueño» y tener problemas para levantarse a la hora de ir a la escuela. También en la vejez o en la edad madura son mucho más frecuentes las apneas o mioclonias del sueño (Hauri, 1982).

El total de horas en cama, a partir de la adolescencia, es casi igual al total de horas de sueño, y ello hasta los 35 años. A partir más o menos de esa edad, las horas que uno permanece en cama aumentan, mientras que el sueño tiende a decrecer o a hacerse más ligero, y esto puede provocar algún trastorno (Hauri, 1982).

Evidentemente, hay otras variables que determinan las necesidades personales de sueño. Entre ellas ya hemos citado los estados de salud y emocionales, el estilo de vida, que analizaremos más adelante, y las demandas sociales.

2.2 Función del sueño

Una de las formas de conocer en fisiología la función de un órgano consiste en quitarlo y ver qué pasa. Esto mismo se ha intentado hacer con el sueño. En numerosos laboratorios de todo el mundo los investigadores se han dedicado a prolongar la vigilia anormalmente y a observar los cambios tanto conductuales como fisiológicos, con la esperanza de obtener así una respuesta al problema que plantea la existencia del sueño (Corsi, 1983).

Privación total del sueño. Estos intentos comenzaron a realizarse el siglo pasado, pero desgraciadamente los estudios llevados a cabo antes de que fuera posible el registro de la actividad eléctrica cerebral son poco fiables.

Actualmente se están realizando investigaciones de privación de sueño, pero suele observarse una gran dificultad para mantener despiertos a los animales, lo que hace ser mucho más crítico respecto a los resultados obtenidos, ya que si el estímulo que se necesita para conseguir mantener despierto al animal es muy estresante, los datos que se recojan pueden ser más un resultado de éste que de la propia privación.

En humanos se ha observado que durante las primeras horas es fácil mantener a los sujetos despiertos, pero que entre las 3 y 6 horas de la mañana la mayoría sufre una crisis de sueño ya en la primera noche. Al cabo de 24 horas sin dormir se va haciendo cada vez más difícil impedir el sueño, los sujetos muestran signos de irritabilidad, se quejan de fatiga, ardor y sequedad de ojos y de la necesidad de cerrarlos. También se han observado, junto a la irritabilidad, signos de euforia e hilaridad ante estímulos neutros.

Entre los 3 y 5 días de privación total los sujetos explican alteraciones en la visión: se quejan de visión borrosa, percepción como de humo e ilusiones visuales. La lectura se vuelve imposible debido a la dificultad de concentración, la escritura se torna ilegible. Más o menos al quinto día aparecen intromisiones o «lapsos» del sueño (microsueños) durante la vigilia. Éstos ocurren con los ojos abiertos y van acompañados de un patrón electroencefalográfico de sueño ligero, seguido de un regreso brusco al estado de alerta. A veces van acompañados de alucinaciones o confusión, y si la persona está conversando, no recuerda de qué hablaba. Aunque al mismo tiempo, hacia el quinto día, aparece una ligera mejoría en el sentimiento de fatiga.

En algunos estudios se citan alteraciones semejantes a la psicosis: alucinaciones, despersonalización, delirios paranoides, pero estas manifestaciones suelen desaparecer después de las primeras horas de sueño.

En cuanto a la ejecución de diferentes tareas se ha observado, en general, que respecto a problemas aritméticos no hay un aumento de errores, pero sí una lentificación. Las tareas que requieren atención continua se deterioran considerablemente. Esto mismo sucede con la memoria inmediata y el tiempo de reacción.

Todos los trastornos desaparecen tras las primeras 14 horas de sueño. La duración del primer sueño permitido suele ser de 12 a 14 horas.

La progresión de las fases del sueño es normal pero muy rápida. La latencia del sueño se acorta hasta 2 minutos, y la de la fase IV a 8 minutos.

Privación selectiva del sueño. Se han realizado varias experiencias en las que lo que se ha llevado a cabo es la privación parcial del sueño total, es decir, la disminución gradual del horario habitual del sueño.

Los resultados son poco consistentes, aunque se ha observado que la reducción de dos horas no produce ningún cambio, pero sí empieza a haberlos al suprimir cuatro horas.

Por otra parte, se ha comprobado que es posible disminuir las horas habituales de sueño; por lo menos los resultados obtenidos por Mullaney y cols. (1976) parecen confirmarlo. Estos autores pidieron a 4 parejas (tres de ellas dormían habitualmente 8 horas, y la otra 6) que redujeran 30 minutos de sueño cada dos semanas hasta alcanzar 6 horas, y luego 30 minutos cada tres semanas. Una de las parejas bajó hasta 5 1/2 horas, otra 5 horas y otra 4 1/2 horas. Después de esto se les permitió dormir *ad libitum*. Un año más tarde, seis voluntarios seguían durmiendo de una a dos horas menos sin ninguna queja o malestar.

Se han estudiado los efectos de la supresión de la fase IV del sueño. La reducción de esta fase no afectó a las otras, pero sí presentó un efecto rebote cuando dejó de interferirse. Es decir, en las noches siguientes a la experiencia los sujetos presentaron un aumento significativo de esta fase, lo que corrobora la necesidad biológica de la presencia de la fase IV del sueño. En cuanto a la *función del sueño lento* parece ser que es primordial en la recuperación de la fatiga muscular.

Función del sueño MOR. Pero tal vez la investigación más desarrollada dentro del estudio de los efectos de privación selectiva parcial del sueño sea la del sueño MOR. En la literatura hay abundantes ejemplos de ello.

Tal vez este interés se pueda explicar porque plantea diferentes interrogantes a los investigadores: ¿no es el sueño el tiempo de descanso?, pues ¿por qué este malgasto de energía durante la noche?

Tal vez porque es el momento en que soñamos, y los sueños han formado parte del interés humano desde la más remota antigüedad.

Tal vez porque sorprende la gran cantidad de MOR en los recién nacidos y su disminución en la vejez.

La privación selectiva del MOR puede aportar conocimiento sobre su función y necesidad.

Hay algunos aspectos que han quedado bien establecidos respecto a su supresión. A medida que se impide iniciar el sueño MOR, se produce un aumento importante de intentos de entrar en él durante la experiencia (cada vez aparecen inicios de MOR con más frecuencia y se ha de despertar más a menudo a los sujetos del experimento). Se produce un marcado efecto rebote en las noches en que el sujeto o los sujetos experimentales pueden volver a conciliar el sueño. La latencia del MOR se acorta considerablemente, pero una vez recuperado vuelve a su nivel normal.

Aparece un aumento del apetito principalmente por alimentos especiales (Samson, 1960) durante la privación del sueño MOR.

También algunos autores señalan un aumento de la irritabilidad, ansiedad y dificultad de concentración (pero otros no han encontrado ningún cambio significativo).

En general, podemos afirmar que la privación selectiva del MOR no produce a nivel subjetivo la sensación de necesidad imperiosa de sueño, como sucede en la privación total, pero que en el organismo sí manifiesta un interés por entrar en él.

Estos hallazgos confirman la necesidad del MOR pero no responden a alguna de las preguntas que habíamos formulado anteriormente. Es decir, ¿por qué soñamos más en las primeras etapas de la vida?

Varios autores han relacionado estas preguntas con el aprendizaje. En experimentación animal ha quedado bien establecido que cuando los animales están aprendiendo nuevas y complejas actividades, poco relacionadas con su forma habitual de respuesta (recorrer un laberinto o cambiar de compartimiento en una jaula ante las señales oportunas) presentan una mayor cantidad de sueño MOR que en las condiciones ordinarias. También se ha relacionado la cantidad de sueño MOR con la capacidad de aprendizaje en el sentido de que los que tienen mayor capacidad presentan también una mayor cantidad de sueño MOR.

Por otra parte, cuando se ha privado de sueño MOR a determinados animales que habían adquirido habilidades complejas, no eran capaces de realizarlas con la misma competencia.

Todo ello parece confirmar la teoría de que el sueño MOR tiene un papel importante en la fijación en la memoria de aprendizajes complejos.

Parece ser que la mayoría de aprendizajes complejos está relacionada con la fabricación y síntesis de proteínas cerebrales y que, en su síntesis en el cerebro, éstas están reguladas por neurotransmisores cerebrales (noradrenalina, dopamina, serotonina). Si tenemos en cuenta que algunos de estos neurotransmisores, especialmente la noradrenalina, están íntimamente ligados al MOR (ya que durante éste es cuando hay un incremento del neurotransmisor), se puede afirmar que el sueño MOR tiene una función importante en la memoria de nuevos aprendizajes (Morgado y cols., 1985).

Por otra parte, a la pregunta de por qué soñamos más en la primera infancia, podríamos responder que es debido a la necesidad de adquirir y fijar nuevas experiencias, lo que es una constante en los primeros años de vida.

De todos modos queda un camino muy largo por recorrer en la investigación, ya que muchos de los supuestos demostrados en experimentación animal no han sido comprobados a nivel humano.

Los resultados que se han obtenido no son definitivos, y algunos hasta contradictorios. Empson y Clarke (1970) estudiaron el efecto de supresión de sueño MOR sobre memoria de sustantivos, frases y prosa. Los sujetos de esta experiencia tuvieron un recuerdo más pobre. Pero ni Chernik (1972), ni Corsi y cols. (1980) observaron diferencias significativas. Tampoco se ha confirmado el aumento de sueño MOR consecutivo a un aprendizaje ni la variación de sueño MOR en función de los requerimientos de proceso de la información o modificación de patrones adquiridos anteriormente.

Capítulo 3

Métodos de evaluación del sueño

Cuando un paciente acude a una Unidad de Patología del Sueño, se debe proceder a efectuar una historia clínica detallada del paciente que, en general, constará de los siguientes apartados:

- Consignación de edad y sexo.
- Antecedentes personales fisiológicos, laborales y hábitos tóxicos.
- Antecedentes patológicos.
- Antecedentes familiares.
- Enfermedad actual.
- Síntomas subjetivos.
- Síntomas objetivos.
- Exploración clínica general del paciente.
- Tratamientos a que está sometido el paciente en el momento de la consulta.
- Exploraciones y análisis complementarios imprescindibles.

El objeto de la historia clínica y la exploración del paciente es determinar la etiología de su trastorno del sueño y efectuar el diagnóstico diferencial con alteraciones del sueño secundarias a patologías orgánicas o psiquiátricas, que precisen el tratamiento de la enfermedad causante del trastorno del sueño por el médico especialista correspondiente.

Una vez establecido el diagnóstico de patología propia del sueño, se procederá a evaluar el mismo por distintos procedimientos, que en principio dividiremos en dos categorías:

1. Métodos subjetivos de evaluación del sueño.
2. Métodos objetivos de evaluación del sueño.

3.1 Métodos subjetivos de evaluación del sueño

Los métodos subjetivos que informan de los trastornos del sueño son mucho más utilizados que los objetivos. Ello por diferentes razones y, entre ellas, por la facilidad de aplicación.

Si bien pueden aportarnos una información muy útil, es necesario alertar, por una parte, de que en determinados trastornos ésta no es suficiente y, por otra, que necesitaremos conocer el alcance y la precisión de la información que nos aportan, ya que en algunos casos para que sea aprovechable serán necesarios determinados requisitos.

Los métodos subjetivos más utilizados son:

a) Entrevista semiestructurada o estructurada con el propio sujeto.
b) Agendas y diarios de sueño.
c) Cuestionarios o autoinforme.
d) Entrevistas, agendas, diarios y cuestionarios contestados por parientes o cuidadores.

3.1.1 Entrevista

En la entrevista con el paciente debe recogerse, en principio, la queja que presenta éste para, a partir de ahí, encaminarla para conseguir el máximo de información y encauzar el diagnóstico adecuado que puede o no estar en consonancia con las quejas iniciales. La entrevista debe incluir:

- Datos biográficos básicos.
- Historia del sueño desde la infancia.
- Historia conductual con análisis de precipitantes, predisponentes y mantenedores.
- Análisis topográfico: frecuencia, intensidad y duración del problema actual.
- Análisis funcional: antecedentes del trastorno en el momento del inicio y actualmente, y consecuencias del trastorno actuales.

Además, se debe profundizar en:

a) Objetivos de sueño. En ocasiones no son los adecuados; por ejemplo, una persona de edad avanzada puede querer dormir las mismas horas que cuando era muy joven y esto resultar inadecuado.
b) Hábitos diurnos: ingesta de sustancias, alimentación, ejercicio diario, horarios regulares de sueño, siestas, estilo de vida, cambios de turno en el trabajo, relación de dependencia entre padres e hijos.
c) Entorno del sueño.
d) Circunstancias estresantes.
e) Nivel de estado de ánimo y trastornos psicopatológicos (primera evaluación).
f) Activación diurna.
g) Problemas de enfermedad y de tratamientos médicos.

La entrevista debería estar diseñada de manera que permitiese centrar el problema y referir al paciente a todas aquellas exploraciones posteriores que fueran necesarias.

Existe un modelo de entrevista estructurada para trastornos de insomnio, *Structured Sleep History Interview*, de Lacks (1987), que permite analizar aquellos aspectos de la historia del sueño que tienen un peso etiológico en el inicio y mantenimiento del trastorno.

3.1.2 Agendas y diarios del sueño

Las agendas y diarios del sueño son registros que el propio paciente lleva a cabo cada día sobre diferentes aspectos del sueño y de la vigilia, especialmente sobre su duración.

En el diario del sueño, el sujeto contesta a la mañana siguiente a una serie de cuestiones cerradas sobre la hora de acostarse, la latencia inicial del sueño, vigilias nocturnas, tiempo total de sueño, sensación de descanso al levantarse, calidad del sueño, etcétera.

Se desconoce el origen exacto del diario del sueño, pero desde principios de la década de 1970 se ha ido utilizando por los clínicos e investigadores del sueño cada vez con más frecuencia.

Su uso proporciona una información útil, válida y diaria de los patrones de sueño del paciente, de tal forma que no sólo puede observarse la consistencia del trastorno sino también las fluctuaciones que experimenta.

En diversos estudios se ha observado que los sujetos que presentan problemas, especialmente de insomnio, tienden a sobreestimar la latencia inicial del sueño y el número de despertares nocturnos y a subestimar la duración total del sueño.

Pero, por otra parte, también se ha visto que la información obtenida a través de este medio es mucho más consistente que la procedente de respuestas puntuales, como las de la entrevista o de los cuestionarios. Un factor especialmente determinante es el de la práctica. Cuando se comparan los registros de un diario de sueño que se ha realizado durante dos semanas con los registros polisomnográficos, los resultados son coherentes.

La agenda de sueño consiste en una hoja de papel en la que están representadas todas las horas del día y de la noche y en la que el sujeto sólo debe marcar con un trazo el tiempo durante el cual ha dormido. Permite una rápida visualización del transcurso del ritmo sueño-vigilia. Es especialmente interesante para detectar problemas de somnolencia diurna y presenta una gran facilidad de respuesta. Con los resultados obtenidos, de-

												MEDIODIA													MEDIANOCHE	
MES Y DIA	NOCHE							MAÑANA						TARDE								NOCHE				
	0	1	2	3	4	5	6	7	8	9	10	11	12	13	14	15	16	17	18	19	20	21	22	23	24	MEDICACION
1																										
2																										
3																										
4																										
5																										
6																										
7																										
8																										
9																										
10																										
11																										
12																										
13																										
14																										
15																										
16																										
17																										
18																										
19																										
20																										
21																										
22																										
23																										
24																										
25																										
26																										
27																										
28																										
29																										
30																										
31																										

MARQUE CON UNA RAYA EL TIEMPO QUE HA DORMIDO.
MARQUE CON UNA O LOS PERIODOS DE SOMNOLENCIA SIN LLEGAR A DORMIR.

Figura 3. Agenda del sueño.

Tabla 8. *Diario del sueño.*

NOMBRE:

FECHA:

- Me fui a dormir a las ____ y me he levantado a las ____ horas.
- Esta noche he tardado en dormirme ____ minutos.
- Me he despertado durante la noche:

1	2	3	4	5	6	veces

- Y he permanecido despierto:

1	2	3	4	5	6	minutos

- Esta mañana me he despertado a las ____ horas.
- Esta mañana me he levantado a las ____ horas.
- He dormido:
- • Muy tranquilo.
- • Tranquilo.
- • Intranquilo.
- • Muy intranquilo.
- Me he levantado:
- • Muy descansado.
- • Bastante descansado.
- • Poco descansado.
- • Sin descansar.
- Movimientos en la cama:

1	2	3	4	5
ninguno				muchos

- Miedo a no poder dormir:

1	2	3	4	5
ninguno				muchos

- El día anterior hice la siesta sí/no a las ____ horas, durante ____ minutos.

---

bemos tener en cuenta las mismas consideraciones que hemos hecho de los diarios del sueño.

Ya que estas formas de evaluación han servido de variable independiente en gran cantidad de estudios de tratamientos conductuales del insomnio y han demostrado ampliamente su fiabilidad, pueden utilizarse pero siempre teniendo en cuenta el factor adaptación de dos semanas de aprendizaje previo.

Se han ideado otros métodos muy ingeniosos a fin de precisar la latencia inicial del sueño en TIMS. El registro de actividad, a través de un monitor de muñeca (Webster y cols., 1982), nos informa de la disminución de ésta en el comienzo del sueño. La respuesta verbal a un estímulo auditivo (Lichstein y cols., 1982) que se produce cada 5 minutos permite fijar en este lapso de tiempo el inicio del sueño. Finalmente, el reloj adaptado por Frankel (1981) queda marcado en la hora que el sujeto se duerme, al dejar de apretar una perilla de goma conectada al reloj que tiene en la mano.

3.1.3 Cuestionarios o autoinformes

Los cuestionarios o autoinformes pueden aportarnos una información estructurada sobre el trastorno que se está estudiando.

En general, presentan una serie de preguntas o afirmaciones sobre el sueño-vigilia que intentan delimitar la duración, intensidad y consecuencias del trastorno del sueño. Existen diferentes tipos de cuestionarios, desde los que proporcionan una información general sobre el sueño como la *Escala de autoevaluación comportamental del sueño* de Kazarian, Horny y Csapo (1979) o el *Cuestionario del sueño* de Domino, Blair y Bridges (1984), hasta aquellos que estudian un aspecto parcial, pero que puede tener una importancia relevante sobre el tema, como el *Cuestionario sobre el conocimiento y práctica de hábitos higiénicos del sueño* (Lacks y Rotert, 1986), o el desarrollado por Nicasio, Mendlowitz, Fussell y Petras (1985) para valorar la activación predormicional y su relación con el insomnio. La relación entre acontecimientos vitales e insomnio está establecida en el cuestionario desarrollado por Dollinger (1987), y también existen otros como el de Kirmil-Gray, Eagleston, Gibson y Thoresen (1984), que relacionan la cualidad del sueño con hábitos, creencias y funcionamiento diario en la adolescencia.

Para valorar la somnolencia diurna puede utilizarse la *Stanford Sleepiness Scale* (Hoddes y cols., 1972).

A pesar de que la mayor parte de ellos carece de una base psicométrica, representan un buen indicador de progreso o no sobre un mismo sujeto a lo largo de un tratamiento y pueden servir como punto de partida de una evaluación más completa, como la que proporcionaría una entrevista, aunque un poco más estructurada.

Hasta aquí nos hemos remitido únicamente a aquellos cuestionarios que hacen referencia específica al sueño, pero evidentemente pueden utilizarse, cuando se crea necesario, todos aquellos que permitan estimar trastornos psicopatológicos.

La mayoría de los estudios epidemiológicos se basan en respuestas a cuestionarios del sueño.

3.1.4 Entrevistas, agendas o diarios, cuestionarios contestados por parientes o cuidadores del sujeto

Todos los métodos de evaluación que hemos descrito pueden ser contestados por personas cercanas al sujeto. Ello se hace absolutamente necesario cuando los problemas se presentan en niños muy pequeños o en personas que no tienen capacidad de responder. Además suele ser muy útil confirmar unas apreciaciones con otras. Estas personas pueden informar de aspectos relevantes, como rituales conflictivos a la hora de ir a dormir, movimientos corporales, ronquidos, pesadillas e incluso realizar la agenda o diario de sueño (en niños) o corroborar el realizado por el sujeto, aunque este último aspecto presenta bastantes contradicciones, puesto que en estudios controlados se ha observado que las parejas de insomnes tienden a subestimar la latencia inicial del sueño, la duración total de éste y a minimizar los despertares nocturnos. La información proporcionada por estas personas, según Cashman y McCann (1988), está mediatizada por: *a*) factores ambientales (p. ej., distancia entre el dormitorio de los padres y del hijo estudiado); *b*) el trastorno ambiental relativo que ocasione la conducta que se está estudiando (p. ej., los movimientos periódicos de las piernas son registrados más veces cuando golpean y despiertan a la pareja), y *c*) factores intraobservador (p. ej., la profundidad del sueño del observador).

Además de los métodos descritos, existen otros que están a caballo entre los subjetivos y los objetivos, que en algunas ocasiones pueden resultar útiles, como son las grabaciones de sonido o los vídeos de la conducta del sueño.

Las autoras Cashman y McCann (1988) hacen una serie de recomendaciones a tener en cuenta en la evaluación de los trastornos del sueño en niños:

1. Los datos subjetivos obtenidos a través de agendas o diarios del sueño han de tener, como mínimo, una línea de base de dos semanas de duración.
2. La entrevista clínica ha de incluir paralelamente datos aportados por los padres y por el niño.
3. El evaluador ha de llevar a cabo un microanálisis conductual acerca del patrón de las interacciones padres-hijos de 24 horas en días lectivos y en fin de semana.
4. Realizar una evaluación médica y psiquiátrica siempre que sea necesario.
5. Cuando sea posible, se objetivará toda la información a través del polisomnograma.
6. El evaluador debe estar familiarizado con la clasificación de los trastornos del sueño y ser consciente, asimismo, de lo poco que se conoce sobre los patrones de sueño-vigilia, especialmente en los niños.

7. Para la evaluación y el diagnóstico correcto de determinados trastornos es absolutamente necesaria la polisomnografía.

3.2 Métodos objetivos de evaluación del sueño

El laboratorio del sueño es hoy por hoy el lugar ideal para el registro del mismo, al permitirnos el control continuo del paciente y de las condiciones en que se desarrolla su sueño durante todo el tiempo que dure el registro.

Los laboratorios de sueño deben reunir una serie de condiciones mínimas. Las habitaciones, a poder ser individuales, han de ser relativamente insonorizadas, en las que el paciente pueda sentirse cómodo. Los aparatos de registro deben situarse en otra sala a fin de no molestar su sueño.

De todas formas, y aunque llegue a conseguirse un ambiente lo más acogedor posible, los pacientes explorados acusan, por lo menos durante la primera noche de registro, una extrañeza del medio, que va a tener como consecuencia alteraciones de su dormir habitual, a menos que se trate de una patología que curse con una hipersomnia acusada, como puede ser el caso de síndromes bien establecidos de apneas obstructivas durante el sueño. A esto se conoce como «efecto laboratorio». Para una correcta evaluación de los distintos parámetros, será necesario efectuar dos o más exploraciones de sueño en noches consecutivas, para poder valorar, con la máxima exactitud posible, las alteraciones de sueño que pueda presentar.

Para la identificación de los distintos estadios del sueño, es imprescindible el registro simultáneo de tres señales electrofisiológicas: el electroencefalograma mediante electrodos activos colocados en las regiones centrales de ambos hemisferios (C3 y C4; según el sistema internacional: 10-20), referenciados al lóbulo de la oreja contralateral, el electromiograma de los músculos submentonianos y el electrooculograma mediante electrodos colocados en los ángulos externos de ambos ojos.

En función de la clínica del paciente, pueden registrarse además gran número de señales como el electrocardiograma, la temperatura, los movimientos respiratorios de tórax y abdomen, el paso de aire por nariz y boca, la tumescencia peneana, la tensión arterial, el pletismograma, la saturación de oxígeno, etcétera.

El análisis visual del sueño se realiza según los criterios de Rechtschaffen y Kales (1969). Estos autores definen las características de los cuatro estadios de sueño lento, o sueño sin movimientos oculares rápidos (NMOR), que de menor a mayor profundidad son los estadios I, II, III y IV, y las características del sueño con movimientos oculares rápidos (MOR), llamado también sueño paradójico.

La alternancia sueño NMOR-sueño MOR se repite 4 o 6 veces, en forma cíclica, a lo largo de toda la noche. Las proporciones de cada estadio varían en cada ciclo, predominando el sueño lento profundo (estadios III y IV), en los primeros ciclos de la noche, mientras que en los últimos predominan el sueño lento superficial (estadio III) y el sueño MOR.

En la actualidad, se han desarrollado distintos tipos de análisis automático, unos basados en el análisis espectral y otros en el modelo de predicción lineal. Los resultados obtenidos por estos métodos concuerdan con los obtenidos mediante el análisis visual en aquellos casos en que se mantienen las características específicas de los distintos estadios de sueño, pero este paralelismo no se mantiene totalmente cuando debido a una patología u otras circunstancias las características varían.

La posibilidad de diferenciar en estadios cada periodo de sueño es lo que permite calcular distintas variables, lo que en definitiva nos va a facilitar una descripción ajustada de la calidad y la cantidad de sueño.

El estudio objetivo del sueño comprende tres tipos de exploraciones:

a) Exploración del sueño nocturno.
b) Exploración de la somnolencia diurna.
c) Registros polisomnográficos continuos.

3.2.1 Exploración del sueño nocturno

Se refiere al control poligráfico de sueño durante la noche, de 8 horas de duración, que, según Billiard (1984), permite la obtención de los siguientes cinco tipos objetivos de datos:

1. Parámetros cuantitativos del sueño.
2. Parámetros cualitativos del sueño.
3. Umbral de despertamiento.
4. Funciones vegetativas durante el sueño.
5. Alteraciones del ritmo circadiano vigilia-sueño.

3.2.1.1 Parámetros cuantitativos del sueño

a) Tiempo total de registro.

b) Tiempo total de dormir. Es el que transcurre desde que se apaga la luz por la noche hasta que se enciende por la mañana.

c) Latencia de sueño. Es el tiempo que transcurre desde que se apaga la luz y el paciente inicia su sueño. Esta variable es una de las que permanecen más estables en los registros de noches sucesivas, siendo a la vez una de las más sensibles a los cambios psicológicos y a la edad.

d) Tiempo total de sueño. Es el periodo de tiempo, expresado en minutos, que abarca desde que el paciente inicia el sueño, es decir, desde el primer estadio I o desde el primer estadio II de la noche, según distintos autores, hasta que se despierta en forma definitiva por la mañana.

e) Duración de la vigilia después de iniciar el sueño. Se refiere al número de minutos en que está despierto, durante el mismo periodo de tiempo.

f) Tiempo real de sueño. Es aquel en que el sujeto permanece dormido. Se obtiene excluyendo los periodos de vigilia del tiempo total de sueño.

g) Número de despertares que corresponde al número de periodos de vigilia de duración igual o mayor de un minuto. Nos va a dar idea de la continuidad del sueño.

Estos parámetros nos facilitan la obtención de índices de gran valor a la hora de evaluar el sueño. Entre ellos son de destacar:

1. El índice de continuidad del sueño, que es la razón entre tiempo real de sueño/tiempo total de sueño; su valor normal es igual o superior a 0,95.
2. La relación tiempo real de sueño/tiempo total de dormir. Es muy útil a la hora de valorar la importancia del insomnio. Su valor normal es igual o superior a 0,90.

h) Latencia de sueño MOR. Es el periodo que va desde que el paciente comienza a dormir hasta la aparición del primer episodio MOR. Está muy acortada en la narcolepsia (Rechtschaffen, Wolpert, Dement, Mitchell y Fisher, 1963).
i) Latencia de cada uno de los estadios de sueño de ondas lentas.
j) Porcentaje de cada uno de los estadios de sueño en relación a la duración total del sueño.
k) Duración en minutos de cada uno de los estadios de sueño.
l) Duración en minutos del tiempo transcurrido en vigilia durante el periodo de sueño y su porcentaje en relación al tiempo total de sueño.
m) Duración de cada uno de los ciclos.
n) Densidad del sueño paradójico: es el porcentaje de épocas de 2 segundos de duración que contienen uno o más movimientos oculares rápidos.

La plasmación gráfica de todas las variables es lo que se conoce con el nombre de hipnograma.

Todos los parámetros del sueño que hemos citado tienen gran importancia a la hora de estudiar y valorar las alteraciones del sueño en las enfermedades psiquiátricas.

3.2.1.2 Parámetros cualitativos del sueño

Se refieren a las alteraciones EEG, EMG y EOG que puedan presentarse y que dificultan el análisis del sueño, según los criterios de Rechtschaffen y Kales.

Puede suceder, por ejemplo, la desaparición de los husos beta o los complejos K sueño lento en la enfermedad de Alzheimer (Smirne, Comi, Franceschi y Canal, 1983) o en otro tipo de demencias. O bien un aumento de frecuencias rápidas asociadas a la actividad de fondo provocadas por la ingestión de barbitúricos, benzodiacepinas, alcohol, etc. Puede observarse también una persistencia del tono muscular durante el sueño MOR en pacientes tratados con antidepresores tricíclicos (Passouant, Cadilhac y Ribstein, 1972) o por IMAO (Akindele, Evans y Oswald, 1970), así como en diversas enfermedades neurológicas, por ejemplo, enfermedad de Parkinson (Mouret, 1975), etcétera.

3.2.1.3 Umbral de despertamiento

Se evidencia por la estimulación auditiva al individuo dormido con sonidos de distinta intensidad durante los diferentes estadios de sueño, hasta el que consiga su despertar.

3.2.1.4 Funciones vegetativas durante el sueño

Su alteración puede ser puesta en evidencia durante el sueño y permiten, por ejemplo, efectuar el diagnóstico entre las impotencias funcionales y las impotencias orgánicas.

3.2.1.5 Alteraciones del ritmo circadiano vigilia-sueño

Es posible ponerlas en evidencia mediante el registro simultáneo del polisomnograma, la temperatura rectal, la determinación de la secreción de cortisol, etcétera.

3.2.2 Exploración de la somnolencia diurna

Sin embargo, pese a la utilidad del registro polisomnográfico nocturno, hay que tener en cuenta que los estados de vigilia-sueño transcurren en un tiempo de 24 horas y que por tanto, para poder precisar la naturaleza de sus alteraciones, será necesario recurrir al estudio de las modificaciones de la vigilancia durante las horas diurnas.

Existen tres métodos neurofisiológicos fundamentales para la valoración del grado de somnolencia diurna: el test de múltiple latencia de sueño (TMLS), el test de mantenimiento de vigilia y el test de múltiple resistencia al sueño.

3.2.2.1 Test de múltiple latencia de sueño (TMLS)

El TMLS se utiliza en el diagnóstico de los trastornos con excesiva somnolencia y para evaluar los efectos que provocan determinados fármacos sobre el estado de vigilancia diurna.

Fue descrito por Carskadon y Dement en 1977, basándose en el hecho de que un sujeto se duerme tanto más rápidamente cuanto más somnoliento esté.

Después de una noche de sueño en el laboratorio, controlada poligráficamente, el sujeto explorado es invitado a dormir cada dos horas, a lo largo de todo el día. En cada una de estas oportunidades de siesta se mide la latencia de sueño y la latencia de MOR en caso de que éste aparezca. Si el paciente no se duerme, el registro se interrumpe a los 20 minutos; en el caso de que llegue a dormirse, se prolonga durante 10 minutos más.

Cuando en el TMLS las latencias de sueño son inferiores a los 5 minutos, indican la existencia de una somnolencia diurna patológica.

En el caso de la narcolepsia, el empleo de este test es de gran utilidad, debido a que pone en evidencia, además de una latencia de sueño anormalmente acortada, el que éste se inicie en sueño MOR. Hoy en día se admite que cuando un paciente ha dormido durante toda la noche en el laboratorio de sueño y efectuando un TMLS al día siguiente, es suficiente que se constate que en 2 de los 5 registros efectuados el paciente inicie el sueño en sueño MOR para poder efectuar el diagnóstico de narcolepsia.

Tabla 9. *Procedimiento para la obtención del test de múltiple latencia de sueño (TMLS).*

Medida	*Tiempo*	*Procedimiento*
		Antes del test
	30 min	No fumar.
	15 min	No ejercicio violento.
	10 min	Preparar acostarse, descalzarse, etc.
	5 min	Acostarse.
	45 seg	Valoración subjetiva de somnolencia.
	30 seg	Asumir posición para dormir.
	5 seg	«Esté quieto, cierre los ojos, intente dormir.»
		Después de apagar la luz
	0 min	APAGAR LAS LUCES.
Latencia del sueño	+ x1 min	Primera época del sueño.
	+ x2 min	Sueño inequívoco; p. ej., 3 épocas consecutivas. Fin del registro en TMLS experimental.
Latencia MOR	+ x3 min	Primera época sueño MOR.
	x1 + 15 min	Fin del registro para el TMLS clínico.
	+ 20 min	Si no se ha dormido, fin del registro.

Según Carskadon y Dement, 1977.

3.2.2.2 Test de múltiple resistencia al sueño

Es exactamente igual al TMLS, pero con una consigna inversa. Se dice al paciente que intente no dormirse (Hartse, Roth y Zorick, 1982). La latencia de sueño es generalmente más larga que en el TMLS.

3.2.2.3 Test de mantenimiento de vigilia

Es una variante del test precedente (Mitler, Guajavarty y Browman, 1982), y se repite también con intervalos de dos horas. Sirve para evaluar la eficacia del tratamiento en los narcolépticos. Consiste en colocar al paciente, confortablemente sentado, en una habitación débilmente iluminada, aconsejándole que intente permanecer despierto.

3.2.3 Registro poligráfico continuo

Este tipo de registros permite el establecimiento de los picos caracterizados por adormecimiento incoercible y valorar la calidad y la duración de los episodios de sueño a lo largo de 24, 48 e incluso 72 horas. Es un método de gran importancia para efectuar el diagnóstico diferencial entre la narcolepsia, la hipersomnia idiopática y la hipersomnia psiquiátrica, y da asimismo idea de la severidad de la enfermedad (Billiard, 1983).

Otros métodos neurofisiológicos, menos utilizados que los anteriores, son la pupilometría y los potenciales evocados.

Pupilometría. Se basa en que el tamaño de la pupila, sus contracciones espontáneas y su respuesta a la luz varían dependiendo del nivel de vigilancia. No se considera un método totalmente fiable.

Potenciales evocados. Este método se basa en que las ondas tardías de estos potenciales, en especial las del tipo P300, son sensibles a la somnolencia.

Capítulo 4

Disomnias: Hipersomnias

Las disomnias son alteraciones que pueden producir trastornos en el inicio o mantenimiento del sueño (TIMS), o trastornos por excesiva somnolencia (TES).

En un principio, el término disomnia se aplicó a cualquier alteración del sueño o la vigilia, e incluía, además de TIMS y TES, las parasomnias y los trastornos médicos o psiquiátricos que producían alteraciones del sueño. En la tercera revisión del Manual de Diagnóstico y Estadística de la Asociación Psiquiátrica Americana (DSM-III-R), aparece ligeramente modificado el concepto de disomnia, en el que incluye insomnio y excesiva somnolencia, excluye parasomnias, pero sigue incluyendo afecciones médicas y psiquiátricas que provocan alteraciones del sueño.

Las disomnias incluyen un grupo muy heterogéneo de trastornos del sueño, por lo que a fin de conseguir una comprensión más fácil para aquellos lectores no conocedores de la patología del sueño, los dividiremos en trastornos por excesiva somnolencia (TES) o hipersomnias y trastornos del inicio o mantenimiento del sueño (TIMS) o insomnios, según que las molestias subjetivas que presente el paciente le hagan acudir a la consulta quejándose de una excesiva somnolencia diurna o de una dificultad de sueño nocturno.

Las hipersomnias son aquellos trastornos del sueño en que el principal síntoma que aqueja el paciente es un exceso de somnolencia diurna.

Dentro de este grupo consideraremos las siguientes alteraciones:

- Síndrome de apneas obstructivas del sueño.
- Síndrome de apnea central durante el sueño.
- Síndrome de hipoventilación alveolar central.
- Narcolepsia.
- Hipersomnia idiopática.
- Síndrome de Kleine Levin.
- Hipersomnia periódica de la joven, ligada a la menstruación.
- Hipersomnia en psicosis maniacodepresiva.
- Hipersomnia psicofisiológica.
- Hipersomnias secundarias a factores orgánicos.

4.1 Síndrome de apneas obstructivas del sueño

El síndrome de apneas obstructivas durante el sueño (OSAS), se caracteriza esencialmente por dos síntomas fundamentales que son, por un lado, un sueño nocturno alterado, con agitación, interrumpido por múltiples despertares y poco reparador y, por otro lado, una somnolencia excesiva durante el día.

La utilización de las técnicas neurofisiológicas durante el último cuarto de siglo, especialmente de los registros polisomnográficos, ha permitido el conocimiento de las alteraciones patológicas del sueño y, en consecuencia, profundizar en el estudio del OSAS.

Los registros polisomnográficos pusieron de manifiesto la existencia de apneas en el síndrome de Pickwick (Burwell, Robin, Whaley y Bikelmann, 1956) y poco después quedó demostrado que las apneas durante el sueño podían aparecer también en pacientes que no presentaban sobretasa de peso.

Para la mejor comprensión de este síndrome haremos una breve referencia a las alteraciones respiratorias que comporta.

En 1972, se definió la apnea (Guilleminault, Eldridge y Dement, 1972) como el cese de flujo de aire por nariz y boca durante un mínimo de tiempo de 10 segundos, distinguiéndose tres tipos de apnea:

- La apnea central, en la que se observa un paro de los movimientos tóraco-abdominales concomitante con el cese de flujo de aire.

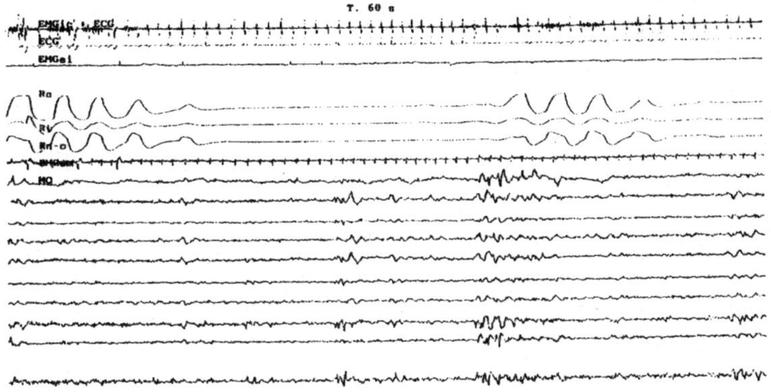

Figura 4. Apnea central durante el sueño.

- La apnea obstructiva, durante la que aparecen esfuerzos crecientes tóraco-abdominales mientras persiste el cese de flujo de aire naso-bucal.

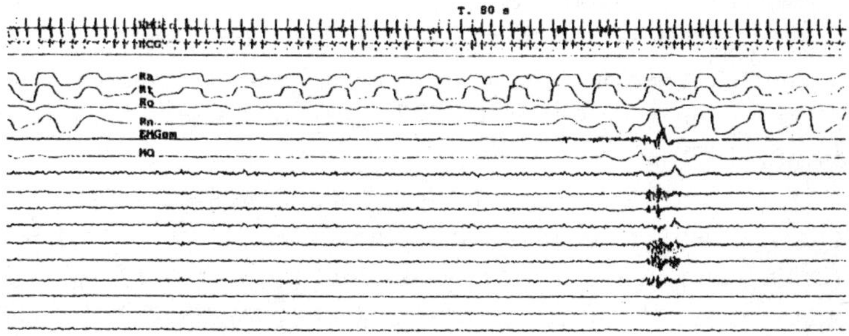

Figura 5. Apnea obstructiva durante el sueño.

– Finalmente, la apnea mixta consiste en la sucesión de una apnea central por una apnea obstructiva.

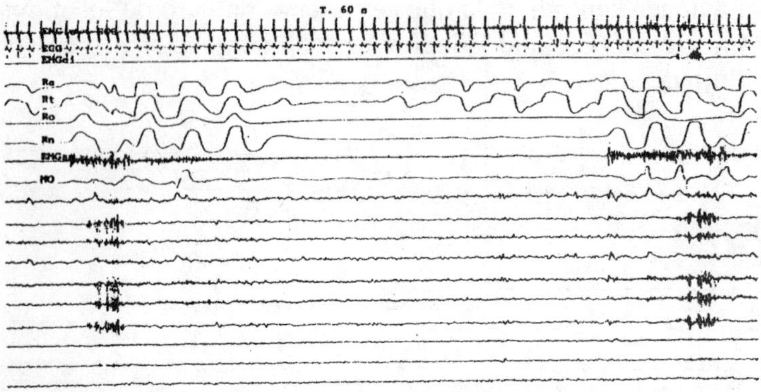

Figura 6. Apnea mixta durante el sueño. Pueden observarse las activaciones corticales que acompañan a los periodos de respiración.

A ellas hay que añadir las hipopneas, que consisten en disminuciones del flujo de aire, que para poder ser valoradas deben corresponder a disminuciones de la saturación de oxígeno superiores al 4%.

El OSAS se caracteriza por la aparición de apneas en estricta relación con los periodos de vigilancia, presentándose únicamente durante el sueño, estando presentes tanto durante el sueño lento como durante el sueño con movimientos oculares rápidos (MOR), con un número de apneas/hora, llamado índice de apnea, superior a 5 (Lugaresi, Coccagna, Mantovani, Cirignotta, Ambrosetto y Baturic, 1972; Lugaresi, Coccagna y Mantovani, 1978).

Clínicamente se manifiesta por una excesiva somnolencia diurna (Dement, Carskadon y Richardson, 1980), que puede ser de intensidad variable, desde una sensación de fatiga crónica, sensación de falta de descanso al levantarse por la mañana, adormecimiento en los periodos de inactividad, hasta accesos de sueño en momentos de plena actividad (en el trabajo, conduciendo vehículos, en reuniones, e incluso durante las comidas).

Otros síntomas que pueden presentar son una disminución de la memoria y de la eficiencia intelectual, irritabilidad de carácter, conducta automática y trastornos de la sexualidad, lo que les ocasiona dificultades laborales, problemas familiares (Pedro-Botet y Roca, 1981) y mayor incidencia de accidentes que en la población general.

Durante el sueño, llaman la atención los intensos ronquidos que acompañan su respiración, presentando además gran agitación, abundancia de movimientos corporales y nicturia.

La gran mayoría de estos pacientes tienen una sobretasa de peso, que no siempre es exagerada y que con frecuencia acostumbra a ir acompañada de alteraciones de las vías respiratorias altas, como pueden ser retrognatia, hipertrofia de úvula, pilares amigdalares o paladar blando, engrosamiento de la base de la lengua, desviación del tabique nasal, etc. Este síndrome también puede ir asociado a otro tipo de patología, como el hipotiroidismo o la acromegalia.

Otras manifestaciones que pueden acompañar la enfermedad, especialmente en los casos complicados o de larga evolución, son la poliglobulia, insuficiencia cardiaca, cianosis, polipnea, disnea de esfuerzo, etcétera.

El OSAS constituye la causa más frecuente de hipersomnia diurna crónica, y su prevalencia entre la población general adulta se halla alrededor del 2,3 % (Lavis, 1983) y entre los pacientes hipertensos llega a alcanzar el 20-25 % (Kales y cols., 1984). Su frecuencia de presentación crece a partir de los 35 años, alcanzando su máxima incidencia entre los 40 y los 60 años. A partir de esta edad, individuos con buena salud pueden presentar un índice de apneas (IA) superior a 5, sin que ello permita etiquetarlos de OSAS (Carskadon y Dement, 1989). El predominio en la población masculina sobre la femenina representa, según algunos autores, hasta el 90-95 % (Block, Wynne y Boysen, 1980), pero a partir de la menopausia esta diferencia disminuye sensiblemente.

Sólo el registro poligráfico durante el sueño permite efectuar con certeza el diagnóstico de OSAS. Para su estudio correcto deberá constar como mínimo del registro simultáneo de electroencefalograma, electrooculograma, electromiograma de los músculos submentonianos, movimientos tóraco-abdominales, flujo aéreo naso-bucal mediante termistores, electrocardiograma y oximetría percutánea.

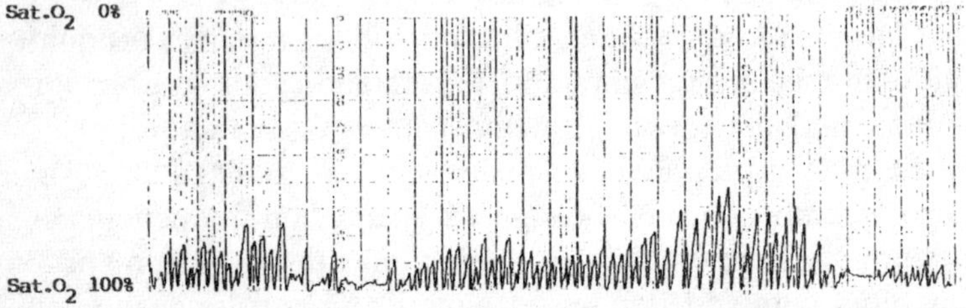

Figura 7. Registro de la saturación de oxígeno durante el sueño. El sector en que se observan las mayores desaturaciones de oxígeno corresponde a un periodo de sueño MOR.

En cuanto el paciente se duerme aparecen las apneas, de duración variable, según los casos, y el reinicio de la respiración se acompaña de un despertar, generalmente sin desvelamiento, de breve duración, pero que comporta interrupciones subintrantes del sueño a lo largo de toda la noche, impidiendo la profundización del mismo y que se traduce por una disminución o incluso una desaparición de los estadios III y IV (Krieger, 1987).

4.1.1 Tratamiento

En la gran mayoría de los casos de OSAS que cursan con una sobrecarga de peso, se recomienda como tratamiento básico la dieta hipocalórica hasta alcanzar su peso teórico, y ya desde el primer momento se intenta, en todos los casos en que sea posible, el tratamiento por medio de Presión Positiva Continua de Aire (CPAP), utilizando la mascarilla del tamaño adecuado, cuya presión se gradúa directamente en el laboratorio de sueño, durante un segundo registro polisomnográfico, determinándose con exactitud la mínima presión de aire necesaria para que desaparezcan las apneas, y la saturación de oxígeno se mantenga a los niveles correctos y sin oscilaciones durante todas las fases del sueño.

En el caso de existir un rechazo del tratamiento con CPAP, o de que el problema de las vías respiratorias altas lo requiera, o bien que el enfermo libremente lo decida, los pacientes son remitidos al servicio de otorrinolaringología para la determinación de un posible tratamiento quirúrgico.

Aparte, deben ser considerados los tratamientos específicos, imprescindibles en los casos de hipotiroidismo, BNCO, acromegalia, etc., a determinar en cada caso por el médico especialista correspondiente.

Conclusiones. El síndrome de apneas obstructivas durante el sueño es, como hemos visto, un problema de gran importancia, tanto en lo que se refiere a su elevada prevalencia entre la población general adulta, como en cuanto a lo que significa como factor de riesgo para la salud del paciente y para su calidad de vida, ya que incide directamente sobre sus relaciones familiares y laborales. Además, es necesario tener en cuenta que la somnolencia excesiva durante el día aumenta el riesgo de accidentes.

Queremos remarcar la importancia que tiene el diagnóstico precoz de este síndrome, que debe sospecharse en toda persona afecta de roncopatía y que aqueje una hipersomnia diurna crónica. Este diagnóstico no presenta dificultades y puede efectuarse con exactitud por medio de una cuidadosa anamnesis y del estudio polisomnográfico debidamente realizado.

Una vez diagnosticado y sometido al tratamiento oportuno en cada caso, la sintomatología regresa y los pacientes en su inmensa mayoría recuperan la normalidad.

Resumen. El síndrome de apneas obstructivas durante el sueño (OSAS) se caracteriza, en primer lugar, por la aparición de apneas de tipo obstructivo en estricta relación con los periodos de vigilancia, presentándose solamente durante el sueño, mientras que no aparecen durante la vigilia, y en segundo lugar por la aparición de una somnolencia excesiva durante el día.

Las apneas se presentan tanto en sueño lento como en sueño paradójico, y para que su existencia pueda ser considerada como patológica, su duración debe ser superior a los 10 segundos y el índice de apnea por encima de 10.

Su prevalencia es muy elevada, afectando alrededor del 2,3 % de la población general adulta.

Esta afección supone un riesgo para la salud del paciente y le supone un problema en sus relaciones laborales y familiares, a la vez que su excesiva somnolencia diurna aumenta el peligro de sufrir accidentes.

Su diagnóstico puede efectuarse con seguridad por medio del registro polisomnográfico.

El tratamiento adecuado supone para la mayoría de los pacientes una notable mejoría e incluso en muchos casos un retorno a la normalidad.

4.2 Síndrome de apnea central de sueño

Se caracteriza por el cese o la disminución del esfuerzo ventilatorio durante el sueño y se asocia generalmente a desaturación de oxígeno. Estas apneas pueden provocar despertares subintrantes en el curso de la noche, provocando un insomnio. El ronquido puede estar presente, pero no constituye un síntoma prominente. Las complicaciones hemodinámicas de este síndrome pueden incluir el desarrollo de una hipertensión pulmonar, hipertensión sistémica, arritmia cardiaca e incluso fallo cardiaco. Las enfermedades cerebrovasculares o cardiacas pueden contribuir a la presentación de este trastorno del sueño. El registro polisomnográfico muestra la presencia de apneas centrales durante el sueño.

4.3 Síndrome de hipoventilación alveolar central

Consiste en una alteración de la ventilación que conlleva una desaturación del oxígeno arterial y que empeora durante el sueño. Puede ser provocada por la ingestión de alcohol o de sustancias depresoras del sistema nervioso central, pero algunas lesiones neurológicas, como infecciones o infartos cerebrales, pueden ocasionarlo. El registro polisomnográfico muestra periodos de descenso del volumen tidal con desaturación de oxígeno sostenida durante varios minutos, que es más adecuada durante el sueño MOR.

4.4 Narcolepsia

La palabra «narcolepsia» fue utilizada por primera vez por Gélineau en 1880 para definir un estado patológico caracterizado por accesos de sueño incoercibles de corta duración, que se presentaban varias veces al día y que podían acompañarse de crisis de astasia, a las que posteriormente denominó cataplejía. Diversos autores contribuyeron durante los años siguientes a un mejor conocimiento clínico de este síndrome, hasta establecer de forma definitiva la tétrada sintomática que caracteriza a la narcolepsia, añadiendo a los dos síntomas fundamentales descritos por Gélineau las alucinaciones hipnagógicas y las parálisis de sueño.

Más adelante, los estudios polisomnográficos de Vogel (1960) demostraron que en los pacientes afectos de narcolepsia el sueño nocturno se iniciaba en sueño paradójico. Este hallazgo fue confirmado en los estudios sucesivos.

En 1975, los participantes en el Primer Simposio Internacional de Narcolepsia, celebrado en París, establecieron la siguiente definición: «La palabra narcolepsia se refiere a un síndrome de origen desconocido, caracterizado por unas tendencias de sueño anormales que incluyen una somnolencia diurna excesiva y que a menudo se acompañan de alteraciones del sueño nocturno y de manifestaciones patológicas del sueño paradójico. Las manifestaciones patológicas del sueño paradójico incluyen el inicio del sueño nocturno en sueño paradójico, la disociación de los procesos inhibitorios del sueño paradójico como la cataplejía y la parálisis de sueño. La somnolencia diurna excesiva, la cataplejía y, menos frecuentemente, las alucinaciones hipnagógicas y las parálisis de sueño, constituyen los síntomas primordiales de esta enfermedad».

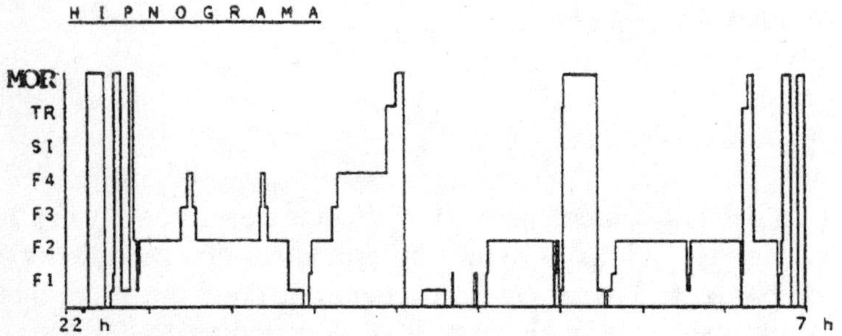

Figura 8. Hipnograma correspondiente a una noche de sueño de un paciente narcoléptico. Se observa el inicio del sueño nocturno en MOR.

La importancia de esta definición estriba en que enfatiza que este síndrome se asienta sobre una disfunción del sueño paradójico. Por otra parte, pone también de manifiesto el desconocimiento de su etiología.

4.4.1 Epidemiología

La narcolepsia es más frecuente de lo que habitualmente se había creído. Estudios realizados hace casi dos décadas indican que afecta a un porcentaje del 0,06% de la población general, es decir, 6 narcolépticos por cada 10.000 habitantes (Dement, Carskadon y Ley, 1973). Desde el punto de vista de la distinta afectación de los dos sexos, parece fuera de duda para la mayoría de los autores que existe un predominio de la incidencia sobre el sexo masculino (Billiard y Cadilhac, 1985).

Los aspectos genéticos de la narcolepsia han sido estudiados por varios grupos de investigadores, entre los que destacan Honda, Asaka, Tanaka y Juji (1983), y Billiard y Seignalet (1985), quedando suficientemente demostrada la estrecha relación que existe entre el antígeno de histocompatibilidad DR2 y la narcolepsia. Esta asociación tiene un interés particular a causa de la relación que existe entre el antígeno leucocitario humano (HLA) y las enfermedades de autoinmunidad, por lo que la relación HLA-DR2 con la narcolepsia constituye un argumento favorable a la implicación del sistema autoinmune en la patogénesis de este síndrome. En los últimos años, no obstante, han aparecido algunos trabajos demostrando que esta asociación no se da en la totalidad de los casos (Guilleminault y Brumet, 1986).

4.4.2 Aspectos clínicos

La narcolepsia se caracteriza por un conjunto de síntomas que incluyen aspectos anormales del sueño: somnolencia diurna excesiva, alucinaciones hipnagógicas, alteraciones del sueño nocturno y manifestaciones de debilidad muscular paroxística (cataplejía y parálisis de sueño).

Los episodios inesperados de sueño incoercible ocurren no solamente cuando el paciente está aburrido, realiza una actividad sedentaria o después de comer, ya que también pueden presentarse cuando se halla en plena actividad o en circunstancias que requieren gran atención. La duración de estos episodios suele ser breve, generalmente inferior a una hora, y el sujeto se despierta descansado hasta el siguiente episodio, que se presentará entre una y varias horas después. En muchos casos, los pacientes no se hallan completamente despejados entre los episodios de sueño, presentando a lo largo del día un estado de somnolencia que disminuye su rendimiento en su trabajo o sus estudios, la memoria y la atención.

La cataplejía es la pérdida o el descenso brusco del tono muscular. Generalmente se desencadena por una emoción inesperada: risa, disgusto, sorpresa, susto, etc. De todas ellas, la que con mayor frecuencia la provoca es la risa. Puede afectar a toda la musculatura o tan sólo a algunos músculos, y la intensidad de los ataques catapléjicos puede variar desde la impotencia absoluta –que puede conllevar a serios accidentes como la fractura de cráneo o de otros huesos– hasta pequeñas disminuciones de tono muscular que pasan inadvertidas a las personas que lo rodean, pasando por intensidades intermedias en que aparece una sensación de debilidad en las rodillas que obliga al sujeto a apoyarse para no caer al suelo. Cuando la musculatura que se afecta es la de los miembros superiores, se le caen al suelo los objetos que mantiene en el momento de la crisis.

La parálisis del sueño es una situación breve que aparece al iniciarse el sueño o al despertar. El paciente se halla absolutamente imposibilitado de moverse, hablar y, en ocasiones, incluso de poder respirar profundamente. Se acompañan de un estado de ansiedad, especialmente en los primeros tiempos en que aparecen estos episodios.

Las alucinaciones hipnagógicas, con frecuencia visuales, pero también acústicas o somestésicas –y a menudo terroríficas–, pueden aparecer asociadas a las parálisis de sueño.

4.4.3 Edad de comienzo

El inicio de los síntomas aparece generalmente durante la adolescencia o la juventud, o sea, de los 15 a los 25 años, pero en ocasiones es más precoz y el primer síntoma puede aparecer a los 10-11 años. Entre los 35 y los 45 años vuelve a observarse un incremento de aparición de narcolepsias.

Los accesos de sueño incoercible son generalmente el primer síntoma, juntamente con sensación continua de somnolencia durante el día. La cataplejía puede presentarse simultáneamente, aunque también puede aparecer varios años después o, en ocasiones, preceder a los accesos de sueño incoercible. Las alucinaciones hipnagógicas y las parálisis de sueño no aparecen en todos los pacientes y aquéllas pueden ser transitorias.

4.4.4 Medios diagnósticos

Desde el punto de vista clínico es necesario para el diagnóstico de la enfermedad que el paciente sufra por lo menos uno de los signos mayores de la narcolepsia, es decir: accesos de sueño incoercible o cataplejía.

Pero, además de la clínica, los dos medios básicos utilizados para diagnosticar la narcolepsia son la polisomnografía nocturna (PSGN) y el test de múltiple latencia de sueño (TMLS).

La polisomnografía nocturna muestra el inicio del sueño en sueño MOR, al contrario de lo que ocurre en la población normal, y además sirve para descartar la existencia de otras posibles causas de hipersomnia y muestra ciertas características en relación a la profundidad del sueño lento o a la fragmentación del mismo, que permiten valorar la somnolencia que aqueja durante el día a algunos pacientes narcolépticos entre los accesos de sueño incoercible. La polisomnografía permite también el estudio de la patología asociada (Guilleminault y cols., 1978).

El TMLS consiste en 5 o 6 registros de sueño de 20 minutos de duración que se realizan a intervalos de 2 horas, en general a las 10.00, 12.00, 14.00, 16.00 y 18.00, en la mañana que sigue a la polisomnografía nocturna en el laboratorio de sueño. El paciente debe permanecer en vigilia entre las distintas oportunidades de siesta. La latencia de sueño se calcula para cada registro siguiendo los criterios de Rechtschaffen y Kales.

La latencia de sueño en estos registros de siesta debe ser inferior a 6 minutos para poder diagnosticar hipersomnia. Cuando el sueño MOR aparece antes de transcurridos 15 minutos de iniciado el sueño, se considera como sueño de inicio en MOR.

El que por lo menos 2 de los 5 registros de siesta del TMLS

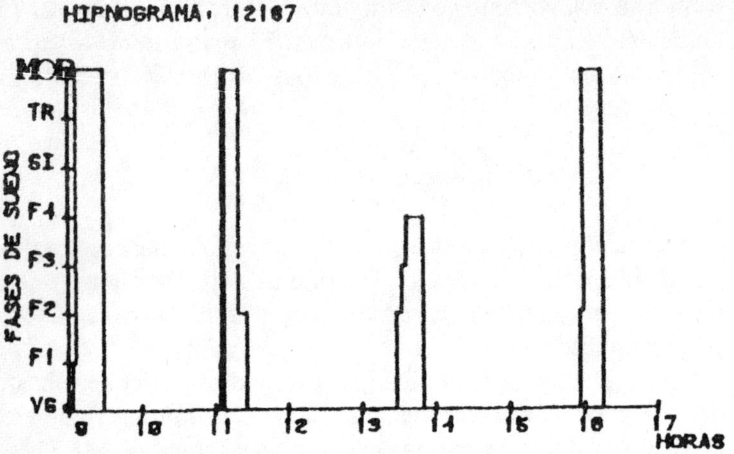

Figura 9. Plasmación de cuatro registros del TMLS en la que se observa el inicio en sueño MOR en tres de las cuatro oportunidades de siesta registradas.

se inicien en sueño MOR permite confirmar el diagnóstico de narcolepsia.

Otro procedimiento diagnóstico es el registro polisomnográfico continuo durante 24 o 36 horas, que suministra información sobre el número, duración, calidad y características de los episodios de sueño diurno y de la fragmentación del sueño nocturno. A diferencia de la polisomnografía nocturna y el TMLS, el registro continuo de sueño permite identificar los microsueños y los accesos inhibitorios disociados del sueño MOR (cataplejía y parálisis de sueño).

4.4.5 Diagnóstico diferencial

Se plantea generalmente al inicio de los síntomas de la enfermedad, especialmente cuando la primera manifestación es una somnolencia diurna excesiva. En este caso debe hacerse con el resto de enfermedades que cursan con esta misma sintomatología, como pueden ser el síndrome de apneas durante el sueño, ciertos estados depresivos, la hipersomnia idiopática, el abuso de fármacos o de alcohol, y los insomnios que provoquen secundariamente una excesiva somnolencia diurna.

4.4.6 Tratamiento

Los medicamentos que más se han utilizado en el tratamiento de la somnolencia diurna excesiva propia de la narcolepsia son los estimulantes del sistema nervioso central. Los que se usaron en primer lugar fueron las anfetaminas, pero la corta duración de su acción (2-4 horas) y los efectos secundarios indeseables, así como los trastornos que provoca sobre el sueño nocturno, hacen poco aconsejable su utilización. Posteriormente fue utilizado el metilfenidato debido a la menor incidencia de efectos colaterales. Otros medicamentos que se han utilizado son la pemolina, un derivado de la oxazolidina, de menor efectividad sobre la somnolencia diurna que los anteriores pero mejor tolerado. Actualmente se está investigando en Francia una nueva sustancia alfa estimulante que parece presentar unas buenas perspectivas.

Otros tratamientos utilizados para el control del exceso de somnolencia diurna son el mazindol, el propanol, la codeína, la protriptilina y algunos otros, pero su eficacia varía en los distintos pacientes.

Hoy en día se tiende, siempre que sea posible, a utilizar terapéuticas no farmacológicas, tales como las siestas cortas programadas durante el día, que son reparadoras y pueden establecerse según horarios determinados por los periodos de mayor somnolencia detectados en el TMLS.

En cuanto al tratamiento de la cataplejía los medicamentos más efectivos continúan siendo los tricíclicos, a pesar de que su acción no es constante en este tipo de patología.

Cuando los pacientes presentan la tétrada completa de síntomas puede ser incluso necesaria la asociación de distintos fármacos.

4.5 Hipersomnia idiopática

La hipersomnia idiopática se caracteriza por una somnolencia diurna recurrente, pero que no presenta los ataques súbitos de sueño que se ven en la narcolepsia. Al inicio del conocimiento de este síndrome se tendió a considerarlo como una narcolepsia con inicio en sueño de ondas lentas (NMOR) en vez de en un sueño MOR.

Para diagnosticar la hipersomnia idiopática del sistema nervioso central es importante efectuar un diagnóstico diferencial correcto con otras hipersomnias, especialmente con la narcolepsia, pero también con el síndrome de apneas durante el sueño, con la hipersomnia diurna de las piernas, el exceso de somnolencia diurna que puede acompañar a las depresiones y, en conjunto, con todos aquellos síndromes en que la somnolencia diurna está anormalmente aumentada.

4.5.1 Sintomatología clínica

Los individuos que presentan este síndrome manifiestan largos periodos de somnolencia diurna, que no son reparadores. Por otra parte, el sueño nocturno es prolongado y continuo, siendo frecuente que al despertar presenten borracheras de sueño.

Durante los periodos de somnolencia diurna los pacientes desarrollan una conducta automática. A medida que transcurre el tiempo desde el inicio de la sintomatología, los microsueños de 1 a 4 segundos de duración que aparecen en los periodos de vigilia van haciéndose más frecuentes.

4.5.2 *Edad de inicio*

Esta enfermedad se manifiesta entre los 15 y los 20 años, y se desarrolla progresivamente a lo largo de varios meses. Una vez establecida, persiste sin apenas modificaciones a lo largo de toda la vida.

4.5.3 *Características polisomnográficas*

Los registros polisomnográficos nocturnos combinados con el test de múltiple latencia de sueño confirman objetivamente el diagnóstico clínico de hipersomnia idiopática.

La polisomnografía nocturna muestra un sueño continuado durante las 8 horas de registro, que se caracteriza por una latencia de sueño extraordinariamente breve, con el inicio en sueño de ondas lentas. Generalmente, se tiene que despertar al paciente, por la mañana, a la hora de finalizar el registro.

El TMLS realizado a la mañana siguiente muestra sucesivos registros de sueño en las oportunidades de siesta que cada dos horas se conceden al paciente, siendo las latencias siempre inferiores a 6 minutos, y con inicio en NMOR en todos los casos.

En la segunda parte, el registro polisomnográfico en el laboratorio es conveniente que se realice en forma continuada hasta que el paciente se despierte por sí mismo. De esta forma podremos observar una duración del sueño superior a la habitual.

La estructura del sueño es habitualmente normal, aunque puede presentar una disminución de la proporción de estadio I y un incremento de la de los estadios III y IV.

4.5.4 *Tratamiento*

No existe actualmente un tratamiento efectivo de este tipo de hipersomnia, y los antidepresivos estimuladores de la vigilancia y los derivados anfetamínicos son inoperantes en la mayoría de los casos.

4.6 Síndrome de Kleine Levin

En 1925, Kleine agrupó 5 casos de pacientes de la clínica psiquiátrica de su padre en Frankfurt que presentaban hipersomnia episódica. Posteriormente, en 1936, Levin publicó un nuevo caso en el que se asociaba a la hipersomnia una hiperfagia, al igual que ocurría en uno de los casos publicados por Kleine. Finalmente, en 1942, Critchley y Hoffman publicaron los casos de dos pacientes con hipersomnia periódica asociada a megafagia, designándolos por primera vez con el nombre de síndrome de Kleine Levin.

Este síndrome se caracteriza por episodios de aproximadamente una semana de duración, durante los cuales el paciente permanece la mayor parte del día dormido, y que se asocian a una forma exagerada y muchas veces compulsiva de comer y beber, carácter irritable, confusión, alucinaciones y desinhibición sexual (Critchley, 1962). Estos episodios aparecen en forma periódica una o más veces al año. Durante los largos periodos de remisión, el comportamiento y la vigilancia son absolutamente normales.

La edad de aparición de este síndrome de hipersomnia recurrente se sitúa en la adolescencia, y es prevalente en el sexo masculino en relación al femenino en proporción de 4 a 1 (Billiard, 1981).

La evolución es generalmente favorable. Los episodios de hipersomnia se van espaciando de forma progresiva y llegan a desaparecer totalmente en varios años. Sólo en forma muy ocasional se prolongan más allá de los 50 años.

No puede hablarse en la actualidad de un tratamiento efectivo de este síndrome.

La polisomnografía muestra un anormal incremento de las horas de sueño, en el que se suceden de forma un tanto anárquica todos los estadios del sueño, que se halla fraccionado por periodos de vigilia más o menos prolongados y frecuentes. Una vez terminado el episodio de hipersomnia, se normaliza la estructura del sueño.

4.7 Hipersomnia periódica de la joven ligada a la menstruación

Es un síndrome de hipersomnia recurrente, poco frecuente, que afecta a jóvenes de sexo femenino y en el que los episodios de hipersomnia, asociados o no a trastornos de la alimentación y del comportamiento, coinciden con las reglas, por lo que tienen una periodicidad mensual (Billiard, Guilleminault y Dement, 1975).

Su pronóstico es bueno, al desaparecer un tiempo después de su presentación.

4.8 Hipersomnia en psicosis maniaco-depresivas

En algunas formas de psicosis maniacodepresivas, los periodos de depresión van unidos a hipersomnia durante el día, que se puede acompañar de un sueño nocturno excesivamente prolongado (Montplaisir, De Liry y Dardenne, 1981). Este tipo de hipersomnia es necesario reconocerla, ya que la entidad que la provoca requiere tratamiento psiquiátrico específico, pues de lo contrario puede dar lugar a serias consecuencias.

4.9 Hipersomnia psicofisiológica

Este tipo de hipersomnia se presenta en sujetos de personalidad débil cuando se sienten incapaces de hacer frente a situaciones de tensión psicológica. La polisomnografía demuestra que este tipo de pacientes tienden a prolongar sus horas de cama, pero no las horas de sueño propiamente dichas, permaneciendo acostados largo tiempo en estado de vigilia o de somnolencia pero sin dormir.

4.10 Hipersomnias secundarias a factores orgánicos

Determinados factores orgánicos pueden ser causa de hipersomnias continuas o fluctuantes. De entre estos factores citaremos como más importantes:

a) Enfermedades infecciosas bacterianas o víricas. De todas ellas merece especial mención la encefalitis de Von Economo o tripanosomiasis africana, llamada también enfermedad del sueño, y que se trata de una meningitis crónica con desmielinización, debida al tripanosoma transmitido por la mosca tsé-tsé. La hipersomnia se pone de manifiesto varios meses o años después de la inoculación.

b) Enfermedades metabólicas tales como el coma hepático, el coma hipoglicémico, etc., pueden iniciarse por un cuadro de excesiva somnolencia o de sueño. En estos casos se trata solamente de una etapa evolutiva hacia un estado de mayor gravedad que un tratamiento adecuado aplicado en ese preciso momento puede impedir.

c) Hipersomnia postraumática que puede aparecer después de comas prolongados, en casos de presentación de síndrome de apneas obstructivas durante el sueño, secundarias a traumatismos cervicales o formando parte del síndrome posconmocional.

d) Enfermedades neurológicas causantes de hipersomnia.

Señalaremos, como más importantes, las siguientes etiologías:

1. Hidrocefalia.
2. Tumores de la glándula pineal.
3. Quistes del tercer ventrículo.
4. Craneofaringiomas.
5. Síndrome tegmento-talámico.
6. Síndrome de calota protuberancial.

Capítulo 5

Disomnias: Insomnio

En este apartado nos referiremos a aquellos trastornos del sueño cuya sintomatología más relevante consiste en la sensación subjetiva del paciente de dormir poco y mal durante la noche, pudiendo presentar, en consecuencia, cansancio y somnolencia diurna excesivos que repercuten en su conducta durante las horas correspondientes a la vigilia.

El paciente con insomnio aprecia mejor la vigilia del sueño, por lo que sobreestima el tiempo que permanece despierto, tanto si es al principio, en medio, o al final de la noche. Esta circunstancia hace que para ser considerado insomne, un paciente debe, además de dormir poco, quejarse de ello.

Es importante distinguir a los insomnes de los dormidores cortos. Estos últimos, debido a su estructura de sueño, tienen suficiente con 4 o 5 horas de sueño (Hartman, 1973).

El insomnio es una experiencia universal. Todas las personas pueden relatar alguna ocasión en la que no han podido conciliar el sueño o se han despertado por la noche o pronto por la mañana. Probablemente esto sucede con mayor facilidad cuando a la mañana siguiente se debe realizar alguna cosa importante o no habitual. La presentación de una ponencia, una entrevista para la obtención de trabajo, negociaciones de divorcio, el último trimestre del embarazo, una enfermedad personal o la de un familiar, haber realizado un viaje transatlántico, son ejemplos positivos de situaciones provocadoras de insomnio.

Algunas personas pueden sufrir de insomnio de manera regular y persistente durante mucho tiempo. Se han descrito periodos que van desde seis meses hasta veinte años. A menudo les es imposible relacionar este insomnio con un acontecimiento estresante. Estos heterogéneos problemas, y aun otros, quedan incluidos en un abigarrado concepto: el insomnio.

El insomnio no es un trastorno o una categoría diagnóstica por sí solo; es un síntoma y debe realizarse un cuidadoso análisis a fin de diferenciarlo y poder determinar efectivamente sus características.

Muchos autores consideran primordial las «quejas del insomnio», es decir, el insomnio subjetivo. Si bien es cierto que se debe partir de esta premisa, se ha de intentar contemplar estos parámetros subjetivos desde un punto de vista objetivo (Borkovec, 1982), aunque esto no siempre es fácil. Por ejemplo: «Dormir suficientemente» es un concepto difícilmente objetivable, ya que las horas necesarias de sueño varían dramáticamente entre los individuos.

Cuando se analizan las quejas de insomnio a través del polisomnograma puede observarse que no siempre están justificadas; el registro puede ser estadísticamente normal en cantidad y calidad, pero la persona se queja de que no duerme. En este caso no hay acuerdo total entre los investigadores; algunos opinan que no existe, mientras que otros consideran que es necesario utilizar una instrumentación más fina. En la Clasificación de los trastornos del sueño, de 1979, aparece la categoría: «Quejas subjetivas sin hallazgos objetivos», que en la clasificación de 1990 se transforma en la categoría: «Mala percepción del sueño».

Según Bootzin y Nicasio (1980), el insomnio es la incapacidad crónica para obtener un sueño adecuado, debido al retardo en el inicio, a frecuentes interrupciones durante la noche o a un despertar temprano.

Por incapacidad crónica en general, se acepta que la duración de éste es de varios meses, seis o más, y que la frecuencia de aparición de este problema es de tres o más veces por semana.

Obtener un sueño adecuado quiere decir que el sujeto no consigue el descanso suficiente para su correcto funcionamiento diario. Suele experimentar fatiga, acompañada de cambios en su estado de ánimo y en la ejecución de las tareas que hacía normalmente.

La última parte de la definición describe la clasificación en categorías del insomnio:

a) Trastorno en el inicio o de la latencia del inicio. Hace referencia al tiempo que tarda en dormirse una persona cuando se ha metido en cama y ha apagado la luz y se dispone a hacerlo. Se suele considerar problemático cuando es igual o supera los treinta minutos.
b) Trastorno del mantenimiento durante la noche. Se producen desvelos durante la noche cuya duración es de 30 minutos o más.
c) Trastorno de mantenimiento por la mañana. La persona se despierta de madrugada y no puede volver a conciliar el sueño.

Otro criterio que puede usarse en la definición del insomnio es la del tiempo total del sueño. A pesar de las grandes variaciones individuales, cuando hay queja se considera patológico menos de seis horas y media del sueño total.

Finalmente, los insomnes pueden experimentar un sueño de baja calidad por muy ligero o poco restaurador. Puede sufrir de uno de estos trastornos o de varios, e incluso puede ser que cambien de uno a otro.

Otra forma de categorizar el insomnio es por la intensidad y la duración –puntual, intermitente o persistente–, en función de la causa que lo provoca: psiquiátrica, enfermedad o patología orgánica del sueño, asociado al consumo de alcohol o drogas, etcétera.

Tabla 10. *Criterios de insomnio crónico.*

- Latencia del inicio del sueño de 30 minutos o más.
- Tiempo despierto durante la noche que en conjunto dura 30 minutos o más.
- Menos de seis horas y media de sueño total.
- Experiencia de fatiga diurna acompañada de detrimentos en el estado de ánimo y capacidad de ejecución.
- Los síntomas suceden tres o más noches cada semana.
- Los síntomas se mantienen desde hace varios meses.

Según Lacks, 1987.

5.1 Prevalencia del insomnio

Los datos que poseemos sobre la prevalencia del insomnio varían entre un 10 y un 30%, en función del tipo de insomnio a los que se refieren. Turner (1986) cifra la prevalencia del insomnio ocasional entre un 10 y un 15%, y la del insomnio crónico en la misma proporción entre la población general de Estados Unidos.

Williams y cols. (1974), en un estudio llevado a cabo en Florida sobre una muestra de 1.645 personas, halla una frecuencia de trastornos en el inicio y mantenimiento del sueño de 44,5%. Otros, como Kripke y cols. (1979), y Lichstein y Fisher (1985), hablan de un 10%, mientras que Bixler y cols. (1979) lo sitúan en un 32%. Si analizamos los datos con criterios restrictivos a un tipo de trastorno, hallamos, según Spielman (1986), y Wallace y Fisher (1987), que el insomnio crónico y severo se sitúa entre el 15 y el 20% de la población activa.

Varía con la edad. La mayor parte de las personas que lo padecen son mayores de 45 años, pero también se halla en otras edades de la población. Seiler (1984) afirma que cuatro de cada diez niños presenta algún tipo de alteración del sueño. Richards y Bernal (1974) dicen que el problema más importante que se les presenta a los padres de los niños de 14 meses es el mantenimiento del sueño de sus hijos. Richman (1981) afirma que muchos niños presentan unos patrones de sueño que son considerados problemáticos por sus padres. Se ha estimado que un 20% de niños de dos años y un 14% de tres años de edad se despiertan regularmente durante la noche (Richman y cols., 1975; Jenkins y cols., 1980). Muchos niños mantienen este problema durante años, y aunque en general se afirma que es muy extraño hallar problemas de sueño en la población prepuberal, Ruter y cols. (1970) encuentran una frecuencia bastante alta entre los 10 y los 12 años (del 15 al 20%, en el estudio de la isla de Wight). Estivill y Colmenar (Beltrán, 1989) calculan en un 11% la prevalencia del insomnio en los niños de su muestra.

En la adolescencia hay estudios que cifran la prevalencia del insomnio en un 13% para el persistente, y un 30% para el ocasional (Price y cols., 1978; Kirmil-Gray y cols., 1984).

En las personas mayores, el insomnio es aún más frecuente. Estudios epidemiológicos (Mellinger, Balter y Uhlenhuth, 1985) y de investigación en laboratorio (Reynolds y cols., 1985; Webb y Campbell, 1980) han demostrado que los trastornos del sueño se incrementan con la edad. Mellinger y cols. hallaron que la prevalencia de insomnio severo se incrementaba en un 14%, entre 18 y 35 años, a un 25% en los de edad comprendida entre 65 y 79 años. Comparado con el de gente más joven, los ancianos presentan un sueño más fragmentado y más ligero. Se despiertan y permanecen más tiempo despiertos que los más jóvenes, pero esto no quiere decir que las quejas de insomnio de los mayores deban ser consideradas como un proceso normal de envejecimiento y no deben ser analizadas sino que, por el contrario, pueden ser un indicio que, debidamente estudiado, puede ser resuelto satisfactoriamente (Morin y Gramling, 1989).

Hay diferencias en los sexos: es más frecuente en las mujeres (Karacan y cols., 1973; Kripke y cols., 1979). También se ha hallado una mayor prevalencia entre los que tienen un estatus socioeconómico y educativo más bajo.

El insomnio, a veces, aparece en edades tempranas y se mantiene durante muchos años. La mayoría de los insomnes (84%) lo han sufrido durante más de un año, y el 40% desde hace 5 años, según un estudio llevado a cabo por Bixler y cols. (1979); la media de duración del problema entre las personas que buscaban ayuda se situó en 14 años.

Por lo que respecta a la población española, los escasos datos de que se dispone muestran que el número de trastornos es también elevado. Saldaña y cols. (1984), en una muestra de 1.147 estudiantes, hallan una prevalencia del 26% de algún tipo de trastorno. El 12% de éstos manifiestan concretamente tener problemas para conciliar el sueño. Bayés y Riba (1987) encuentran sólo el 8,2% de trastornos, también en una muestra de estudiantes; para Raich (1988), esta proporción es algo mayor. Vela (1984) afirma que por lo menos un tercio de la población general española sufre de insomnio, mientras que, en una publicación diaria, Beltrán (1989) sugiere que es una cuarta parte de la población española la que lo padece.

Una medida indirecta de la incidencia de este trastorno es el índice de consumo de hipnóticos y otros fármacos recetados para inducir el sueño. El Instituto de Medicina de Estados Unidos afirma (año 1979) que entre cuatro millones y seis millones de personas reciben prescripciones de este tipo anualmente. Otros autores indican que, al menos, de un 15 a un 20% de la población general norteamericana ha utilizado en algún momento esta medicación. Muchos investigadores confirman el alarmante aumento del consumo de fármacos (Turner y Di Tomasso, 1980).

5.2 Clasificación de los insomnios

Según la duración del insomnio, éstos se pueden dividir en dos grandes grupos: transitorios y persistentes.

5.2.1 Transitorios

Son insomnios reactivos, de duración inferior a 3 semanas y que se hallan en relación con una causa determinada, cuya importancia, sumada a la predisposición a dormir mal, a la edad y a la personalidad del paciente, incide sobre la intensidad del insomnio. La desaparición de dicha causa comporta la desaparición del insomnio.

Las causas que más frecuentemente los desencadenan son: el dolor (bucodental, ulcus duodenal, reumatismos inflamatorios...), las tensiones psicológicas (afectivas, profesionales...), modificación o cambio del medio habitual, viajes transmeridianos, etc.

5.2.2 Persistentes

Es el insomnio que, aunque con manifestaciones irregulares, persiste durante varios meses e incluso durante años.

Este tipo de insomnio depende de los siguientes factores:

I Factores psicofisiológicos.
II Factores cognitivos.
III Factores orgánicos.
IV Factores psiquiátricos.
V Factores iatrógenos.
VI Factores conductuales.
VII Factores ambientales.
VIII Factores psicológicos.
IX TIMS de inicio en la infancia.
X Mala percepción del sueño.
Quejas subjetivas de insomnio.

5.2.2.1 Factores psicofisiológicos

El insomnio psicofisiológico se caracteriza por dificultad en conciliar el sueño, mantenerlo o despertarse pronto por la mañana, pudiendo coexistir varias de estas alteraciones. Este trastorno puede ser verificado objetivamente en el laboratorio. Los que lo padecen no presentan adormecimiento diurno sino que más bien se quejan de tensión, irritabilidad y pérdida de energía y motivación. Normalmente, se diagnostica por exclusión de los otros trastornos.

Se subdivide en: transitorio y situacional y persistente. El primero se refiere a un breve periodo de tiempo en el que se presenta insomnio a causa de un acontecimiento emocional agudo o a una crisis personal, como, por ejemplo, la muerte de un familiar, divorcio, hospitalización o pérdida de trabajo. Ha de tener una duración inferior a tres meses para poder ser incluido en ella, aunque algunos autores más conservadores consideran que el lapso de tiempo más adecuado para que pueda considerarse insomnio persistente es de seis meses.

En muchas ocasiones el insomnio puede haber comenzado por una crisis aguda, pero cuando ya ha transcurrido cierto tiempo parece que presenta un funcionamiento autónomo. A menudo, estos individuos son tensos, rígidos, obsesivos y presentan cansancio, aunque sus síntomas no son lo suficientemente graves como para realizar un diagnóstico psiquiátrico.

Hauri (1989) aporta unos criterios para el diagnóstico del insomnio psicofisiológico:

- Preocupación exagerada respecto del insomnio sin que exista una ansiedad excesiva en otros aspectos de la vida.
- Cada noche realizan grandes esfuerzos para conciliar el sueño pero con el convencimiento de que no les va a servir para nada. Cuanto más se esfuerzan en ello, menos duermen.
- Estos pacientes pueden quedarse dormidos fácilmente cuando no lo intentan: por ejemplo, mirando la televisión.
- Acostumbran a presentar mejora en su sueño cuando duermen en ambientes distintos al usual.
- El insomnio ha comenzado generalmente en un periodo de estrés, pero se mantiene largo tiempo una vez el periodo estresante ha finalizado.

Desde que Monroe (1967) sugirió que los insomnes estaban más activados antes y durante el sueño que los no insomnes, se fomentó el interés en la utilización de las técnicas de relajación para combatir el insomnio. Pero los estudios posteriores que replicaron estos hallazgos no hallaron la misma consistencia (Borkovec, 1982), incluso la latencia del inicio del sueño no correlacionó con registros psicofisiológicos, electromiograma ni tasa cardiaca. Tampoco se han hallado correlaciones en las investigaciones que se han llevado a cabo en relajación. Actualmente no puede defenderse de forma contundente que la causa mayoritaria del insomnio sea esta excitación psicofisiológica. Nicasio y cols. (1985), en un estudio controlado, tienden a atribuir la causa de éste a la activación cognitiva más que a la psicofisiológica. Resultados parecidos se han obtenido en otros estudios (Raich, 1988). Si el *arousal* psicofisiológico contribuye al inicio y mantenimiento del insomnio, su rol debe ser incluido en otras subcategorías todavía no definidas (Van Oot, Lane y Borkovec, 1984).

5.2.2.2 Factores cognitivos

Los insomnes afirman que las cogniciones intrusivas son el mayor obstáculo para el sueño (Lichstein y Rosenthal, 1980; Shealy, 1979). Cuando están en cama piensan en problemas familiares, planes de trabajo o analizan complicados problemas (Coursey y cols., 1980). A menudo, la anticipación de la dificultad del sueño genera activación: «miedo al insomnio», y a esto se le ha llamado *círculo de exacerbación* (Ribordy y Denney, 1977), ya que cuantos más esfuerzos realiza el sujeto para dormir, menos lo consigue.

Datos de estudios clínicos y de laboratorio documentan la estrecha correspondencia que existe entre nivel de intrusiones cognitivas y dificultad en el inicio del sueño (Gross y Borkovec, 1982). Por otra parte, Borkovec (1982) afirma que una excesiva rumiación en la cama es definitivamente lo más característico del insomnio.

Esquema 1. *Cogniciones intrusivas: Círculo de exacerbación.*

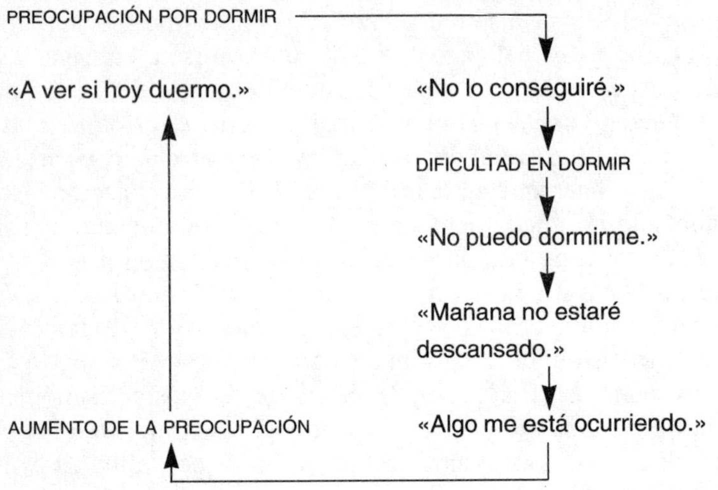

Según Talarn y Saldaña, 1985.

5.2.2.3 Factores orgánicos

Síndrome de piernas inquietas. Consiste en sensaciones desagradables y dolorosas en las piernas, que sólo desaparecen al moverlas. Estas sensaciones se presentan durante los periodos de inmovilidad en estado de vigilia, por lo cual los individuos que las padecen, si bien pueden tenerlas en cualquier momento del día, las sufren invariablemente cuando se acuestan, lo que les impide conciliar o mantener el sueño.

Este cuadro fue descrito por primera vez en 1944, con el nombre de «síndrome de piernas sin reposo».

La prevalencia de este síndrome aumenta con la edad, siendo más frecuente a partir de los 60 años.

No es raro que se presente este cuadro de piernas inquietas

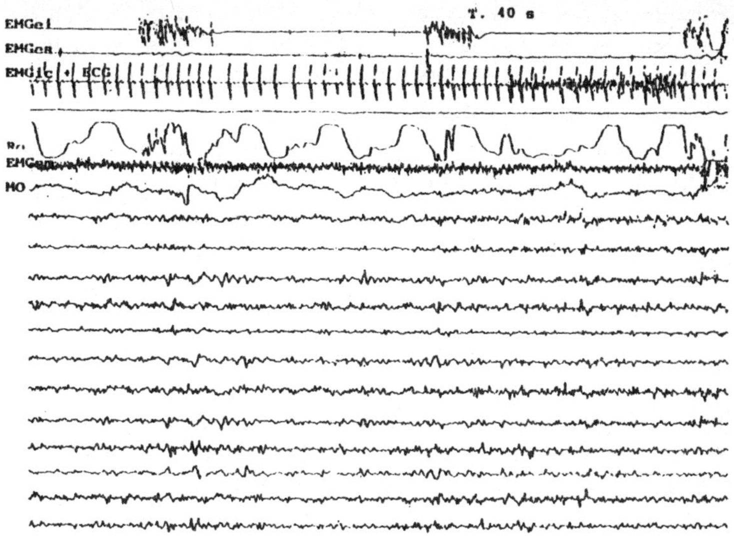

Figura 10. Registro de sueño en un paciente que presenta sacudidas periódicas de las piernas.

en los pacientes con insuficiencia renal crónica tratada con hemodiálisis periódica.

Movimientos periódicos de las piernas. Descritos por primera vez por Symonds en 1953, consisten en sacudidas musculares periódicas que, aunque pueden interesar también a extremidades superiores y tronco, se limitan generalmente a los miembros inferiores y se traducen por una dorsiflexión lenta de pie y pierna de 0,5 a 5 segundos de duración, que se repiten rítmicamente cada 15 a 60 segundos y aparecen en forma de episodios de duración variable (desde varios minutos a una hora o más).

El registro polisomnográfico integrado al electromiograma de la musculatura anterior de la pierna permite evidenciar la ritmicidad de estas sacudidas durante el sueño y observar que el número de despertares coincide o se halla próximo al número de sacudidas. Cuando las sacudidas son intensas provocan un despertar que puede ser brutal. En caso de ser de poca intensidad, el sujeto puede no despertarse o no ser consciente de los breves despertares subintrantes que padece.

Los pacientes afectos de movimientos periódicos pueden acudir a la consulta de los especialistas aquejando o bien un insomnio o, en otras ocasiones, una somnolencia diurna excesiva, que estaría relacionada con la mala calidad de su sueño.

Para efectuar el diagnóstico de esta entidad es necesario que los pacientes presenten un mínimo de 40 sacudidas por noche, es decir, 5 sacudidas/hora de sueño, aunque la mayoría de los casos superan ampliamente este número, pudiendo presentar hasta 300 e incluso más sacudidas en una noche.

Este diagnóstico es relativamente frecuente entre los pacientes que consultan por un trastorno de sueño, y se ha visto que no es raro que aparezca en el curso de otras patologías del sueño, como son el síndrome de apneas durante el sueño o la narcolepsia. La prevalencia de este síndrome aumenta con la edad, siendo, a partir de los 60 años, cinco veces mayor que a los 40 años. En muchas ocasiones se asocia al síndrome de piernas inquietas.

Ciertas drogas, como los antidepresivos o tricíclicos, los inhibidores de la monoaminooxidasa, algunos barbitúricos, el etanol, etc., favorecen su presentación.

Factores generales. El insomnio puede ser provocado por distintas enfermedades. Entre ellas cabe destacar las lesiones del sistema nervioso central que comportan directamente una afectación del sistema regulador vigilia-sueño, como son la enfermedad de Parkinson, el corea fibrilar de Morvan, la demencia tipo Alzheimer, etc. También las enfermedades metabólicas o endocrinas (enfermedad de Cushing, enfermedad de Addison) pueden ser causa de insomnio. Por último, consideraremos que cualquier enfermedad que provoque múltiples despertares durante el sueño, como la disnea, el dolor, la nicturia, etc., puede ser responsable de un insomnio crónico.

5.2.2.4 Factores psiquiátricos

El insomnio aparece con gran frecuencia en las enfermedades psiquiátricas (fobias, neurosis de angustia, alteraciones de la personalidad, etc.) y se valora que un 50 % de pacientes psiquiátricos ambulatorios lo padecen.

La intensidad del insomnio está más ligada a la severidad de la alteración psiquiátrica que al tipo de enfermedad propiamente dicho, careciendo por tanto de especificidad.

En los pacientes que sufren depresiones reactivas o asociadas a trastornos de la personalidad, el insomnio constituye con frecuencia un síntoma mayor (Besset, 1987).

5.2.2.5 Factores iatrógenos

1. La farmacodependencia.
2. Consumo de sustancias estimulantes.

Farmacodependencia. En los insomnios crónicos, el uso de hipnóticos durante periodos de tiempo prolongados da lugar a la aparición del efecto de tolerancia, lo que obliga al paciente a recurrir a un aumento progresivo de la dosificación, o bien a asociarlo a otras medicaciones para obtener el mismo efecto inductor de sueño, con lo que el paciente llega a convertirse en farmacodependiente y alcanzar un grado de insomnio superior al que sufría inicialmente. Si en un momento determinado suprime bruscamente la terapéutica, puede presentar incluso un insomnio total.

Consumo de sustancias estimulantes. Las anfetaminas acortan drásticamente el TTS; durante la noche que corresponde a la primera ingesta se observa una importante disminución del sueño MOR, pero a partir de la tercera noche los valores se normalizan.

Los efectos de la cocaína son similares a los de las anfetaminas.

Existe también otro tipo de sustancias, consumidas por gran

parte de la población general, que aunque no son preparados farmacológicos, contienen principios activos estimulantes. Entre ellas cabe citar el té y el café, así como otras bebidas que contengan cafeína. Cuando se ingieren en cantidad elevada o a horas avanzadas del día, pueden provocar insomnio.

5.2.2.6 Factores conductuales

Hábitos alimentarios. En cuanto a la comida en general, es menos perturbadora del sueño la cantidad que se ingiera que su relación con el consumo habitual. Es decir, que para las personas que suelen cenar mucho puede ser disruptivo cenar poco, y a la inversa (Lichstein y Fisher, 1985). La cantidad total de calorías ingeridas parece tener una relación más directa. En diferentes estudios se ha observado una disminución en la calidad y cantidad del sueño en personas que pierden peso (por régimen o enfermedad) y su recuperación cuando aumenta el peso. Hauri (1982) cita un trabajo en el que se indica que una dieta alta en hidratos de carbono y baja en grasas disminuye significativamente el sueño delta pero aumenta la proporción del sueño MOR.

Hay alguna evidencia que confirma los efectos soporíferos de la leche, explicándose este fenómeno por su contenido en triptófano (precursor de la serotonina). Por la misma razón, el consumo de carne y otros alimentos de alto contenido proteico sería eficaz.

Lacks (1987) recomienda a aquellas personas que estén haciendo dieta para adelgazar y se despiertan durante la noche con sensación de hambre, que distribuyan la cantidad total de calorías diarias de manera que puedan hacer una comida ligera antes de acostarse. Queso y galletas puede ser un menú adecuado, según Hauri (1982).

Ejercicio físico. Los hallazgos que relacionan el sueño con el ejercicio físico son, en general, inconsistentes, aunque pueden encontrarse algunas tendencias (Lichstein y Fisher, 1985). El ejercicio intenso (jogging o tenis) puede beneficiar el sueño de la misma noche en que se ha realizado (especialmente en la primera parte de ésta), disminuir la latencia del sueño e incrementar el tiempo total dormido. La magnitud de la mejora está directamente relacionada con la regularidad de la práctica del ejercicio, la duración de éste y la cantidad de energía gastada, y es indirectamente proporcional al intervalo entre el ejercicio y el inicio del sueño (cuando se practica dos horas antes de meterse en cama puede afectarlo negativamente, ya que el ejercicio es activador) (Baeckeland y Lasky, 1966; Browman y Tepas, 1976; Griffin y Trinder, 1978; Horne y Porter, 1976).

De todos modos, según Paxton, Trinder y Montgomery (1983), estas relaciones pueden ser explicadas de forma alternativa.

Hay estudios que demuestran que los insomnes son preferentemente sedentarios o realizan poco ejercicio físico (De la Peña, 1978; Marchini y cols., 1983) y que las personas que tienen un mejor tono muscular se relajan más.

Respecto al tipo de ejercicio, el suave parece disminuir el tiempo de inicio de sueño y provocar un sueño más profundo antes de la primera fase MOR (Browman, 1980). Unos ejercicios más duros suelen presentar su efecto beneficioso sobre el sueño al cabo de uno o dos días de realizarlos.

Según Hauri (1982), los efectos del ejercicio sobre el sueño son contradictorios, ya que el descanso en cama favorece el sueño delta y el ejercicio físico agrava los efectos de la privación de sueño. Por ello, supone que el inicio de una mayor actividad física en personas que presentan insomnio de entrada puede agravarlo pero, a la larga, resultará beneficioso para el sueño.

Ciclo sueño-vigilia. Mantener un horario regular de sueño influye decisivamente en que éste aparezca con una mayor facilidad. Muchas personas que no presentan problemas de sueño suelen quejarse de lo que les cuesta conciliarlo el domingo por la noche. Esto se debe a que el sábado han cambiado sus horarios. Muchos de estos individuos se levantan a una hora determinada durante toda la semana y restablecen de nuevo sus horarios. Los que sufren de insomnio pueden caer en la trampa de intentar recuperar el sueño a toda costa y a cualquier hora, y esto termina siendo muy perjudicial para el ritmo sueño-vigilia. Nuestro cuerpo responde mejor a un horario regular (Lacks, 1987). Algunos individuos se sienten inclinados a dormir unas horas que contrastan con las de la sociedad; muchos de ellos pueden llegar a presentar problemas importantes del ritmo sueño-vigilia; en estos casos se aconseja un tratamiento cronológico del sueño.

Siesta. La duración y la necesidad del sueño varía tremendamente entre los individuos. La tendencia del sueño es bifásica, con otra pauta de ensoñación aproximadamente ocho horas después de la terminación del sueño nocturno. Éste es el momento más indicado para hacer la siesta, pero si es más larga de 10 o 15 minutos puede tener un efecto contraproducente sobre el siguiente periodo de sueño; si se realiza tras 10 o 12 horas del sueño nocturno, puede ser particularmente perjudicial para el periodo siguiente.

Karacan y cols. (1970) observaron, en una muestra de jóvenes voluntarios, la aparición de sueño profundo durante la siesta y la consecutiva disminución a la noche siguiente, así como un aumento de la latencia. Webb y Agnew (1967) vieron que aumentaba el contenido de sueño profundo de la siesta a medida que se retrasaba durante la tarde.

Evidentemente es necesaria una mayor investigación, ya que la siesta es una práctica muy común.

Causas del insomnio debidas a la fijación de objetivos inadecuados. La creencia de que todas las personas deben dormir necesariamente ocho horas para sentirse bien a la mañana siguiente ha creado determinados problemas. Como hemos visto, las necesidades de sueño varían mucho (no sólo en diferentes personas, sino en una misma según la edad). Por ello, intentar estar en cama y durmiendo sin conseguirlo puede, a su vez, provocar problemas, como miedo al sueño e insomnio condicionado.

Hábitos tóxicos. Los estimulantes del sistema nervioso central influyen en el sueño. El efecto más conocido es el que produce la cafeína (*Caffeine*, 1981), ya que puede afectarlo profundamente, aunque depende de la tolerancia individual a la dosis. El café es la sustancia más conocida como portadora de cafeína, aunque hay otras que contienen una mayor cantidad.

El poder interferidor del sueño de la cafeína es importante incluso para aquellas personas que afirman que no les afecta. Karacan y cols. (1976) estudiaron el efecto de la ingesta de café antes de ir a dormir, a través de electroencefalogramas. Observaron que la ingesta de dos tazas producía cambios en los parámetros electroencefalográficos del sueño, y cuatro tazas los incrementaban. Los 18 voluntarios solían conciliar el sueño a los 11 minutos; este tiempo se transformó en 22 después de dos tazas, y en 32 después de cuatro.

La eliminación de cafeína redujo el número de despertares durante la noche en 10 pacientes psiquiátricos y disminuyeron las demandas de medicación para dormir (Eldestein y cols., 1984).

La máxima concentración de cafeína en sangre se produce al cabo de una hora y media, o sea, la cafeína ingerida una hora antes de ir a dormir puede producir retardo en el inicio de éste (insomnio de iniciación), mientras que la que se consume inmediatamente antes de ir a la cama puede causar despertares durante la noche (insomnio de mantenimiento) (Karacan y cols., 1976).

Debe tenerse en cuenta que hay una gran cantidad de sustancias que contienen cafeína aun en mayor cantidad que el café, por ejemplo algunos medicamentos y bebidas populares. Contrariamente a lo que muchas personas creen, el chocolate contiene muy poca cafeína, aunque hay gente sensible a la que puede afectar.

Excepcionalmente, algunas personas alegan que duermen mejor después de tomar café (Navin y Wilson, 1980). Es posible que sean grandes consumidores y que la abstinencia temporal interfiera su sueño. Los grandes consumidores pueden desarrollar tolerancia y experimentar menos efectos en su sueño que los esporádicos (Bolton y Null, 1981).

El alcohol, considerado como un buen inductor de sueño por su capacidad relajante, puede ayudar en dosis moderadas a iniciarlo, pero Rundell y cols. (1972) observaron que una sola copa no aumentaba la cantidad total de sueño, sino que más bien provocaba un sueño irregular. El uso continuado de alcohol, en las últimas horas de la tarde, con la finalidad de obtener efectos sedantes, provoca una tolerancia con disminución de los efectos hipnóticos. El sueño de estas personas se vuelve discontinuo, con frecuentes despertares que se acompañan de sequedad de boca y cefaleas.

Una sustancia que generalmente no se tiene en cuenta respecto al sueño y sin embargo importante es la nicotina. Kales y cols. (1984) hallaron importantes diferencias en la latencia del inicio del sueño entre fumadores y no fumadores. También observó una mejora de ésta en las personas que dejaban de fumar.

5.2.2.7 Factores ambientales

Hay varios factores que pueden interferir el sueño o propiciarlo. Entre ellos cabe destacar la luz, el ruido, el tipo de cama o colchón, la temperatura de la habitación, la compañera o el compañero de cama y la altitud.

Respecto del *ruido*, se puede afirmar que una mayor proporción produce un retardo en el inicio, influye en la profundidad del sueño y facilita los despertares durante la noche.

Hauri (1982) ha revisado los efectos del ruido en el sueño. En adolescentes se ha observado una gran diferencia en el umbral del despertar; algunos se despertaban con un ligero murmullo, mientras que otros precisaban de una cantidad de sonido semejante al que se produce en una discoteca.

Cuanto más profundamente dormida está una persona, mayor ruido necesita para despertarse. El umbral del despertar depende de la fase del sueño. Así, se necesita más ruido para despertar a un individuo en la fase delta, MOR o II. Bradley y Meddis (1974) observaron que algunos individuos, estando en fase MOR, incorporaban los ruidos al contenido del sueño y resultaba más difícil despertarles.

Los ruidos esporádicos son más dañinos que los constantes; es más, hay algunas personas que para aislarse de ruidos externos o porque creen que les propicia el sueño, buscan ruidos «blancos», constantes, como el que puede producir un aparato de aire acondicionado.

En un estudio llevado a cabo en Los Ángeles, se observó que las personas que residían cerca del aeropuerto dormían una media de 45 minutos menos que aquellos que vivían en zonas más silenciosas.

La sensibilidad al ruido aumenta con la edad, y las mujeres parece que son más sensibles a él que los hombres. Como las personas mayores tienen un sueño más ligero, un entorno ruidoso puede serles altamente perjudicial.

El factor de adaptación juega un papel importante; las personas podemos llegar a aceptar unos ambientes muy ruidosos, pero parece ser, según Le Vere y cols. (1972), que no es total, ya que observaron que sujetos sometidos a ruidos intensos y que eran capaces de dormir presentaban despertares durante la noche de duración total de cinco minutos. A la mañana siguiente no lo recordaban, pero el rendimiento ante tareas complejas disminuía.

Otro aspecto a considerar es la *presencia de la pareja*. Cuando duermen en la misma cama, el que uno tenga problemas de insomnio influye en el sueño del otro. Monroe (1969) halló que las parejas que compartían la misma cama tenían un sueño menos profundo que los que dormían en camas separadas. Una pareja que ronque representa también un problema para el mantenimiento del sueño.

La *temperatura* de la habitación es un factor a valorar. Cuando ésta es elevada (a partir de 24 grados centígrados) las personas se despiertan más a menudo, el sueño es menos profundo y experimentan más ensueños (Hauri, 1982). Cuando es muy baja, los sujetos pueden sentir frío y no dormir. Para la mayoría de la gente, las temperaturas óptimas oscilan entre 18 y 21 grados centígrados.

La *altitud* provoca insomnio. Aparece en escaladores y aficionados al montañismo; se acompaña de cefaleas, fatigas y anorexia y se presenta cuando se asciende a altitudes superiores a 4.000 metros, aunque también puede observarse en altitudes algo menores. Se cree que tanto la hipoxemia como la hipocapnia son las causantes del insomnio de altitud.

5.2.2.8 Factores psicológicos

Repetidamente se ha intentado asociar el insomnio a diferentes trastornos psicológicos estudiados a través de diversos cuestionarios. Tal vez el más utilizado haya sido el MMPI (*Minnesota Multiphasic Personality Inventory*), de Hataway y McKinley (1943), y la *Escala de Ansiedad Manifiesta*, de Taylor (1953). En algunos estudios (Monroe y Marks, 1977; Roth y cols., 1976) se ha encontrado que los insomnes presentan unos índices de depresión, síntomas neuróticos, ansiedad y obsesión ligeramente superiores a los que duermen bien. Estos datos han dado lugar a diferentes especulaciones, y entre ellas a la que propone como causantes de insomnio algunos rasgos de personalidad. Pero esta afirmación presenta una serie de objeciones ya que, por una parte, no se sabe si estos rasgos de personalidad son reactivos o causales del insomnio; por otra parte, hay otros estudios que no han hallado estas diferencias (Beutler y cols., 1978), y finalmente no se han hallado correlaciones significativas entre variables de personalidad y parámetros objetivos de sueño (Borkovec, 1982).

5.2.2.9 TIMS de inicio en la infancia

Es el insomnio que se ha iniciado en la infancia y se ha mantenido imperturbable durante largos años. La clasificación de TIMS con inicio en la infancia hace referencia a severos trastornos en el inicio y mantenimiento del sueño, verificables polisomnográficamente. La aparición de este problema se da antes de la pubertad, y muchas veces en la primera infancia, incluso ya desde el nacimiento. Sólo puede diagnosticarse cuando se han descartado trastornos psicopatológicos y conductuales o cuando no existen causas médicas o ambientales que puedan explicarlo. Este tipo de insomnio es muy frecuente. Hauri y Olmstead (1980) informaron de que casi seis millones de americanos lo experimentaba.

5.2.2.10 Mala percepción del sueño

La categoría anterior incluye a aquellos sujetos que se quejan de insomnio, pero sin que puedan detectarse objetivamente estos trastornos. Como hemos dicho, en otros tiempos se les designaba con el peyorativo adjetivo de pseudoinsomnes, pero actualmente se ha sugerido que pueden presentar algún tipo de distorsión perceptual o cognitiva que no puede detectarse con el polisomniógrafo (Bootzin y Engle-Friedman, 1981), e incluso existe alguna evidencia de trastorno diurno, aunque no se hayan detectado alteraciones en los registros polisomnográficos nocturnos (Sugerman, Stern y Walch, 1985).

5.3 Evaluación del insomnio

Como ya hemos dicho anteriormente, el insomne tiende a sobrevalorar el tiempo que permanece despierto durante la noche y a infravalorar los periodos de tiempo en que permanece dormido. Esta tendencia es la causa de que en los métodos subjetivos de valoración del sueño aparezca un importante sesgo. Ello, unido a que estos métodos no permiten conocer la calidad del sueño ni, en el caso de que se trate de un trastorno de mantenimiento del sueño, conocer en qué momento del mismo se producen las interrupciones, dificulta establecer la importancia del insomnio en muchas ocasiones. Pero, por otra parte, en insomnios psicofisiológicos, la detección del insomnio en el laboratorio puede representar unas grandes dificultades, pues, como hemos comentado en las características de este factor, estos pacientes suelen conciliar el sueño con mucha mayor facilidad en ambientes distintos a los habituales. En cualquier caso, el inicio de la evaluación de un trastorno se lleva a cabo a través de una entrevista, ya sea ésta estructurada o no.

La entrevista. Debe servir para determinar el tipo de insomnio del que se trata y para establecer las bases a fin de realizar un diagnóstico diferencial de otros trastornos.

En la entrevista es necesario plantear las bases para poder realizar un análisis topográfico de la conducta problema: Su frecuencia, duración, características de latencia inicial, de mantenimiento o de despertar temprano o bien de la coexistencia de varias de estas alteraciones.

Es importante definir si es un insomnio crónico o transitorio (revisar los criterios de Lacks, p. 88). Se han de investigar las circunstancias que determinaron o estuvieron relacionadas con el inicio del insomnio y con las que están presentes en el momento actual. Este último dato servirá para poder realizar el análisis funcional de relación entre antecedentes y consecuencias de insomnio.

Debe realizarse una revisión de los factores conductuales actuales: Dieta, ejercicio físico, regularidad o no de los horarios de sueño, existencia de siestas; investigar acerca de la adecuación de las expectativas de duración del sueño; realizar un análisis cuidadoso de los hábitos tóxicos habituales como el consumo de cafeína (y no sólo se debe investigar el café, sino también otras medicaciones o bebidas populares), y la habituación del paciente, así como el consumo de alcohol y nicotina.

También se han de analizar los factores ambientales que pueden causar interferencias en el sueño, desde la propia comodidad de la cama, hasta ruido, luz, temperatura y compañero/a de cama. Un aspecto que debe valorarse muy a fondo es el del cansancio y malestar diurno consecuente a la falta de descanso nocturno.

Cuando se analiza la situación actual del insomnio debe hacerse hincapié en los factores mantenedores (recuérdese que el insomnio crónico puede ser de larguísima duración y que las causas que pudieron determinar su inicio posiblemente no tengan valor en el momente presente). Entre ellos cabe destacar el factor cognitivo, que parece tener una importancia relevante. También deben analizarse todos aquellos aspectos que rodean al sueño (o al insomnio) y que el paciente ha ido incorporando para paliar su malestar (en ocasiones se incorporan a la cama libros, comida, bebida, televisión, radio e incluso cuadernos de trabajo) y que sabemos que tienden a incrementarlo. Igualmente, dentro de éstos debemos analizar el uso de medicación hipnótica, la duración de consumo y si existe adicción.

Como métodos subjetivos que son útiles para la evaluación del insomnio citaremos los ya descritos: *Agendas y diarios de sueño*, recordando que para que sean fiables es necesario que se haya realizado un aprendizaje de por lo menos 15 días. Por otra parte, existen *Cuestionarios o Autoinformes* referidos al insomnio que permiten conocer más a fondo aspectos determinados relacionados con este fenómeno (capítulo 3).

Puede ser de utilidad realizar *entrevistas con parientes cercanos o cuidadores del sujeto* e incluso solicitar su colaboración en la realización de registros de sueño, aunque siempre se ha de tener presente que tienden a presentar una baja correlación con los registros realizados por el propio sujeto y con métodos objetivos.

Cuando exista la posibilidad de un insomnio causado por trastornos psicopatológicos, se usarán todos los medios adecuados para establecer claramente este diagnóstico diferencial.

Finalmente, deben utilizarse todos los métodos que hayan demostrado ser eficaces y fácilmente manejables.

Cuando existen dudas en el diagnóstico diferencial del insomnio y puede suponerse algún tipo de problema de hipersomnia, siempre es necesario realizar una evaluación objetiva.

Los métodos objetivos, que tienen el inconveniente de una mayor carestía y necesitan la existencia de laboratorios de sueño correctamente equipados y de personal profesionalmente capacitado, tienen la ventaja, por otra parte, de permitir conocer con mayor exactitud las características del insomnio. Los dos métodos más útiles para este fin son la polisomnografía nocturna (PSGN), para el estudio de las características del sueño nocturno, y el test de múltiple latencia de sueño (TMLS), para el estudio de repercusión que sobre la vigilancia diurna puede tener el insomnio.

El empleo de estas técnicas no es generalmente necesario en los insomnios transitorios, pero en los casos de insomnio crónico representan una gran ayuda.

Características polisomnográficas del insomnio. La polisomnografía nocturna, cuando se emplea para conocer las características del sueño nocturno de un insomne, debe registrarse por lo menos durante dos noches consecutivas, a fin de soslayar el efecto laboratorio que puede aparecer la primera noche de registro. El análisis visual de la segunda noche de sueño permite evaluar la diferencia de los parámetros objetivos del sueño entre los insomnes y la población general. Los datos polisomnográficos más relevantes para tener en cuenta a la hora de evaluar un insomnio son los siguientes:

- El tiempo total de sueño que está acortado en el insomnio.
- La latencia de sueño, que se encontrará alargada por encima de los valores normales en los trastornos de inicio del sueño o insomnios predormicionales.
- El número de despertares a lo largo de la noche y la duración de los mismos, que están aumentados en los trastornos de mantenimiento del sueño. Observándose consecuentemente un aumento del porcentaje de vigilia y una disminución de la eficacia del sueño.
- Si los despertares se producen durante el sueño de ondas lentas, lo cual dará lugar a una disminución del índice de continuidad del sueño de ondas lentas en los insomnes.
- Si los despertares se producen durante el sueño paradójico, lo cual dará lugar a una disminución del índice de continuidad del sueño MOR. Además, en este caso permite conocer

si el sueño MOR se fragmenta por periodos de vigilia o si su fragmentación es debida a que se interrumpe por sectores de estadio II.

- La importancia del despertar matutino precoz.
- El aumento de la proporción de los estadios I y II.
- La posible disminución de los estadios de sueño lento profundo (estadios III y IV) o de sueño MOR.
- Para una correcta valoración de las modificaciones de estos parámetros de sueño en los individuos insomnes, es imprescindible que la comparación se establezca con los parámetros de los grupos control homologados en edad, sexo y características físicas y psicosociales, establecidos en el mismo Laboratorio de Sueño.

El TMLS dará una información adecuada en cuanto a la repercusión que sobre la somnolencia diurna tiene el insomnio. Los pacientes afectos de insomnio crónico tienen un grado de vigilancia diurna superior al grupo control, cuando los individuos que lo integran han dormido normalmente durante la noche. Cuando tanto los insomnes como el grupo control son sometidos a privaciones totales de sueño, se observa una disminución importante de la vigilancia diurna, sin que aparezcan diferencias significativas entre ambos grupos (Seidel, Ball, Cohen, Patterson, Yost y Dement, 1984; Stepanski, Zorik y Roth, 1990).

5.4 Tratamiento del insomnio

El tratamiento adecuado de un insomnio implica el conocimiento de su etiología. Cuando éste es de origen orgánico o bien secundario a una enfermedad psiquiátrica, al exceso de consumo de drogas o alcohol, etc., el tratamiento indicado será esencialmente el de la causa desencadenante.

El tratamiento con hipnóticos sólo está indicado en aquellos pacientes que sufran un insomnio transitorio. En este caso, a la prescripción de un hipnótico a la dosis mínima eficaz, durante un tiempo lo más breve posible, se debe asociar la supresión de ingesta de alcohol y café u otras sustancias estimulantes, la proscripción de siestas y la necesidad de acostarse demasiado temprano en la noche.

La elección del fármaco a emplear debe hacerse en relación al tipo de insomnio y a las características del paciente:

a) En el insomnio transitorio de corta duración, como es el caso de cambio de horario por viajes transmeridianos o por cambio de turno de trabajo, la duración del tratamiento tendrá un máximo de 3 días y en principio son preferibles los hipnóticos de vida media corta. La dosis a emplear debe ser la mínima efectiva.

b) En el insomnio de mayor duración, ligado a situaciones de estrés provocadas por problemas familiares, laborales, etc., la prescripción de un fármaco debe ir siempre asociada a una correcta higiene de sueño. La dosis del hipnótico debe ser la mínima eficaz, y la duración del tratamiento no debe exceder las 3 semanas.

c) En los insomnios crónicos psicofisiológicos, el tratamiento con hipnóticos está contraindicado.

d) En los casos de apneas durante el sueño, el tratamiento con hipnóticos está contraindicado, ya que los hasta ahora utilizados son por sí mismos depresores de los centros respiratorios y pueden agravar la patología del sueño del paciente.

e) En los sujetos que deban trabajar durante el día, las benzodiacepinas de elección serán las de vida media corta.

f) En pacientes con insuficiencia hepática o renal, los hipnóticos están contraindicados.

g) Hay que tener en cuenta que la vida media de las benzodiacepinas aumenta con el número de años de los pacientes. Así, en los ancianos, las benzodiacepinas de vida media corta pueden pasar a tener una vida media intermedia, y las de vida media intermedia pueden pasar a ser de vida media larga. Tener en cuenta este dato evitará problemas por sobredosificación de un hipnótico, debido a su acúmulo provocado por el enlentecimiento de su eliminación.

h) En el caso de pacientes con síntomas leves de ansiedad o depresión, el uso de ansiolíticos o antidepresivos sedantes, según el caso, es más útil que el de los hipnóticos.

i) En los insomnios crónicos, los hipnóticos están totalmente contraindicados, ya que la tolerancia a la medicación lleva a los pacientes a aumentar las dosis y a asociarlo a otros fármacos, lo que agrava el insomnio.

j) Para evitar el síndrome de abstinencia, es aconsejable disminuir las dosis del fármaco de forma paulatina.

5.5 Tratamiento conductual del insomnio

La gran cantidad de problemas que ha generado el uso indiscriminado de hipnóticos u otros fármacos para promover el sueño, ha despertado el interés en la utilización de técnicas alternativas de tratamiento.

Turner (1986) cita algunos de los riesgos que puede producir el consumo de estos medicamentos:

a) Supresión del sueño MOR y estadios III y IV del sueño.

b) Ciclos de tolerancia en los que los sujetos deben consumir cada vez más cantidad de fármaco para obtener los mismos efectos y disminuyen terriblemente la capacidad autoatributiva del sueño. (El sujeto cree que duerme gracias a la medicación pero que por sí solo sería incapaz.)

c) Interacción de estas drogas con otras medicaciones (especialmente peligroso en las personas de edad ya que suelen sufrir varias dolencias y consumir muchos medicamentos).

d) Potencial abuso de drogas y alcohol (aunque es necesario distinguir entre aquellas personas que toman hipnóticos de manera prolongada y regular, de aquellas que tienden a mezclarla con drogas y alcohol).

La eficacia probada por las técnicas conductuales ha promovido su investigación y perfeccionamiento. De forma didáctica, hemos clasificado los tratamientos conductuales en:

A) aquellos que inciden en aspectos fisiológicos;
B) aquellos que lo hacen en aspectos cognitivos;
C) en aspectos conductuales.

5.5.1 Tratamientos que inciden en aspectos fisiológicos

De los diversos tipos de relajación mencionados, tal vez el más utilizado ha sido el de *entrenamiento en relajación progresiva de Jacobson*. Esta técnica incluye la tensión y relajación de 15 grupos de músculos y cada sesión tiene una duración de unos 20 minutos. Berstein y Borkovec (1976) aportaron una actualización de la técnica propuesta por Jacobson en 1938. Existe una gran cantidad de estudios que ratifican la capacidad de este tipo de relajación para disminuir el insomnio, especialmente el de iniciación.

La *relajación pasiva* consiste en una focalización de la mente sobre distintas partes del cuerpo, especialmente sobre las sensaciones placenteras que pueden aportar. A diferencia de la relajación progresiva, no incluye la fase de tensión. En su aplicación al insomnio, varios autores, principalmente Borkovec (1978), creen que la falta de la fase de tensión la hace menos eficaz, pero otros (Haynes, Moseley y McGowan, 1975; Lehrer y cols., 1983; Woolfolk y McNulty, 1983) han demostrado lo contrario.

El *entrenamiento autógeno* fue propuesto por Schultz hace más de setenta años. Es un método que incluye diferentes fases en las que el sujeto trata de percibir sensaciones de pesadez y calor en los brazos; posteriormente se intenta el control del ritmo cardiaco y se provoca la sensación de calor en el plexo solar y de frescor en la zona cefálica. Se ha de realizar en sesiones

Esquema 2. *Tratamientos conductuales del insomnio.*

A) Tratamientos que inciden en aspectos fisiológicos:

RELAJACIÓN	Relajación progresiva de Jacobson
	Pasiva
	Entrenamiento autógeno
	Meditacional
	Hipnótica
	Ocular
BIOFEEDBACK:	Electromiográfico
	Electroencefalográfico

DESENSIBILIZACIÓN SISTEMÁTICA

B) Tratamientos que inciden en aspectos cognitivos:

INTENCIÓN PARADÓJICA

PARADA DEL PENSAMIENTO

REESTRUCTURACIÓN COGNITIVA

ENTRENAMIENTO EN IMAGINACIÓN

C) Tratamientos que inciden en aspectos conductuales:

CONTROL DE ESTÍMULOS

ENTRENAMIENTO EN PRÁCTICA DE HIGIENE DE SUEÑO

---

de unos minutos varias veces al día, y el paso de una a otra fase no se realiza si no se ha logrado el anterior. El resultado de su uso en el tratamiento del insomnio ha sido cuestionado por Coursey (1980) y por Lichstein y Fisher (1985).

Bajo la denominación de *relajación meditativa*, o *meditacional*, hay una gran variedad de técnicas. En general, requieren la utilización de un mantra y el control respiratorio. Algunos autores han comprobado su eficacia en el insomnio.

Existe poca información sobre el uso de la *hipnosis* en el insomnio. Sólo se ha recomendado bajo el nombre de autohipnosis o de sugestión posthipnótica.

La *relajación ocular* fue propuesta por Jacobson ya en la década de 1930. Consiste en la realización de una serie de movimientos del globo ocular con intervalos para apreciar la relajación que les sigue. En la magnífica revisión de Lichstein y Fisher (1985) se aportan algunos datos a favor de su utilización.

Biofeedback electromiográfico. Es una forma de suplir la relajación. Mediante la retroinformación que proporciona el aparato, el sujeto aprende a relajar unos grupos de músculos determinados. La modalidad más común suele ser la del biofeedback electromiográfico del músculo frontalis (Haynes, 1977; Hauri, 1982), aunque este último autor afirma que el biofeedback electromiográfico sólo es efectivo en sujetos con gran tensión muscular. Por otra parte, Lichstein y Fisher (1985) observan que existe un gran componente de placebo en el empleo del biofeedback, y que cuando se compara su efectividad con las obtenidas por grupos placebo, los resultados suelen ser parecidos. También se han propuesto otros tipos de biofeedback electromiográfico de ondas theta y del ritmo sensoriomotor para paliar el insomnio. Pero parece que los resultados son moderadamente efectivos.

Desensibilización sistemática. Una de las técnicas más antiguas de terapia del comportamiento (Wolpe, 1958) ha sido utilizada eficazmente en insomnio. En este caso, los ítems o situaciones ansiógenas suelen referirse a situaciones cercanas a la hora de irse a la cama, como desnudarse, cerrar la luz, etc. Muchos autores (Borkovec y cols., 1973; Evans y Bond, 1969; Ribordy, 1976; Steinmark y Borkovec, 1974) prefieren utilizarla en la forma de desensibilización a un solo ítem.

5.5.2 *Tratamientos que inciden en aspectos cognitivos*

Dentro de los tratamientos cognitivos del insomnio cabe destacar la *intención paradójica*, por la gran cantidad de estudios en que aparece. Ideada por Frankl en 1960, se dirige a interrumpir la preocupación por el insomnio. En ella se instruye al cliente para que esté despierto el mayor tiempo posible cuando ya esté en la cama. La aplicación de esta técnica puede resultar difícil puesto que se le está pidiendo al paciente que haga justamente aquello que más teme: no dormir. Las condiciones para realizar esta técnica comprenden: *a*) ha de procurar mantenerse despierto el máximo tiempo posible, acostado en cama, con las luces apagadas y a la hora habitual; *b*) no ha de hacer nada para provocarse el sueño, y *c*) no ha de dormir durante el día.

Un mes suele ser el tiempo suficiente para aprenderlo. Turner (1986) aconseja el empleo del *role playing* para enseñar adecuadamente su utilización. En varios estudios se ha especulado sobre la eficacia de esta intervención terapéutica en función de las características del terapeuta.

La *parada del pensamiento*. Ideada por Wolpe, se ha utilizado para romper aquellos pensamientos repetitivos, exacerbantes de miedo al insomnio. Mitchell y White (1977) aporta información favorable al uso de esta técnica.

Bajo la denominación de *reestructuración cognitiva* se agrupan una serie de técnicas que pretenden alterar la frecuencia de aparición y la valoración subjetiva de pensamientos disruptivos. Thorensen y cols. (1981) emplearon entrenamiento en pensamiento racional como elemento de un paquete de técnicas. Lacks (1987) utiliza el método propuesto por Turk y cols. para el control del dolor crónico, como complemento al control de estímulos.

En insomnio, el empleo del *entrenamiento en imaginación* se ha llevado a cabo para distraer al sujeto de aquellos pensamientos perturbadores que le impiden dormir. Generalmente, el terapeuta dirige verbalmente el contenido hacia imágenes apacibles y conocidas por el paciente. Posteriormente, éste focaliza su atención hacia ellas cuando está en cama. En la mayoría de estudios se ha asociado a algún otro tipo de tratamiento, especialmente a la relajación; pero Woolfolk y McNulty (1983) hallaron que los resultados de este tratamiento eran superiores a los de relajación progresiva.

5.3.3 *Tratamientos que inciden en aspectos conductuales*

De los tratamientos que inciden en aspectos conductuales cabe destacar el *control de estímulos*. Según Bootzin (1973) el insomnio se instaura cuando se asocian demasiados estímulos extraños con la cama. El dormitorio y la cama no son ya estímulos elicitadores del sueño. La terapia consiste en disolver estas asociaciones instruyendo al sujeto para que:

- No se acueste hasta que tenga sueño.
- No lleve a cabo actividades como comer, mirar la televisión, estudiar o trabajar en la cama.
- Si una vez en la cama y con las luces apagadas no es capaz de dormir durante 15 minutos, debe levantarse e ir a otra habitación y permanecer en ella hasta que tenga sueño.
- Levantarse a la misma hora cada día sin tener en cuenta el tiempo total de sueño.
- Suprimir las siestas.

Zwart y Lisman (1979) utilizaron únicamente dos de las instrucciones mencionadas (no hacer siesta y levantarse siempre a la misma hora) y consiguieron resultados tan efectivos como con el programa completo. De todas formas, este procedimiento abreviado se utilizó en una población análoga (estudiantes) con un nivel moderado de insomnio.

Por la facilidad de aplicación y por su efectividad, Lacks

(1987) la prescribe en todos los casos de insomnio citados y lo lleva a cabo en grupo.

El *entrenamiento en práctica de higiene de sueño* presupone que en el insomnio están implicadas todas las conductas que se llevan a cabo durante la vigilia. Incluye información sobre los comportamientos que favorecen el sueño y los que lo interfieren. Preparar las actividades y el entorno favorables al sueño, no tomar café ni alcohol antes de acostarse, llevar a cabo de manera ordenada y algo monótona los rituales previos al irse a dormir, suelen ser aspectos que se tienen en cuenta en cualquier conjunto de técnicas para paliar el insomnio. De forma individualizada se ha usado en pocas ocasiones. Schoicket, Bertelson y Lacks (1987), en un estudio comparativo, demuestran que su efectividad en solitario es inferior al de otras técnicas.

5.5.4 Características de la investigación en la aplicación de las técnicas de terapia de conducta en el insomnio

Las investigaciones que se han llevado a cabo en este campo son metodológicamente ejemplares. Se caracterizan por la utilización de diseños cuidados, con la inclusión de grupos controles, placebos creíbles y periodo de contrademanda. Ésta suele consistir en que una vez diseñados los grupos de diferentes técnicas, algunas supuestamente efectivas y otras no, se les dice a todos los sujetos que no obrarán efecto hasta transcurrido un periodo determinado de tiempo. Durante este periodo se recogen los resultados y es cuando puede observarse si existen diferencias entre unas y otras. Se controla de este modo el efecto de las expectativas y placebos.

Sin embargo, existen algunas limitaciones en las conclusiones a las que se llega con estas investigaciones, debidas a la diversidad de las muestras y a la naturaleza fenomenológica de los datos:

a) Sujetos heterogéneos pocas veces clasificados en términos de subtipos de TIMS.
b) La variable dependiente ha constituido casi siempre el autorregistro.
c) Las muestras de insomnes en que se ha trabajado varían desde estudiantes con insomnio medio o moderado hasta crónicos y graves. De todas formas, los resultados parecen ser consistentes y favorables.

5.5.5 Análisis de la efectividad de las técnicas conductuales

5.5.5.1 Técnicas de relajación

Van Oot, Lane y Borkovec (1984) apuntan una disminución en promedio del 45 % de la latencia de sueño respecto al nivel de la preterapia en trece trabajos de relajación. El seguimiento de un año revela el mantenimiento de la mejoría. En cuatro trabajos controlados polisomnográficamente se informa de una mejoría que oscila entre el 54 y el 71 % de disminución de la latencia del sueño.

Hay autores que afirman (Borkovec y Henning, 1978; Borkovec y cols., 1979; Mitchell y White, 1977) que la relajación controla la hiperactivación cognitiva, y lo confirman en sus trabajos al comprobar que disminuye paralelamente la latencia de sueño y la actividad cognitiva. Espie y cols. (1989), en un estudio comparativo, observaron que el entrenamiento en relajación progresiva producía un gran incremento en la percepción de la calidad del sueño, ya que los sujetos que la practicaron consideraban que se sentían más descansados a la mañana siguiente, dormían más y disfrutaban del sueño.

El biofeedback electromiográfico demostró ser superior al placebo, tanto a nivel subjetivo como objetivo (Coursey y cols., 1980; Freeman y Papsdorf, 1976), aunque no se han identificado cuáles son los mecanismos implicados.

5.5.5.2 Técnicas de intención paradójica

En general, se han obtenido resultados favorables en formas crónicas de insomnio y en un amplio rango de edad. En cuatro estudios, la media de la reducción de la latencia de sueño fue del 58%. Espie y cols. (1989) hallaron, en su estudio, que la disminución de la latencia del sueño era comparable a la obtenida mediante control de estímulos, aunque tardaban un poco más en ello, pero que la mejoría se incrementaba constantemente durante el seguimiento.

5.5.5.3 Técnicas de control de estímulos

La eficacia de las técnicas de control de estímulos es superior al placebo y grupos control. La reducción de la latencia inicial del sueño es, en promedio, de un 70%. Han resultado eficaces ante una gran variedad de sujetos, tanto de población general como de población clínica (Espie y cols., 1989), de edades avanzadas (Morin y Azrin, 1988) y de estudiantes. En los seguimientos, de seis y doce meses, se ha observado el mantenimiento de la mejoría. De todas formas, existen muy pocos estudios que analicen los datos a través del polisomniógrafo, y por ello la eficacia se ha medido preferentemente a nivel subjetivo.

Como conclusión, cabe citar las reflexiones que Lichstein y Fisher (1985) hacen después de llevar a cabo un metaanálisis sobre 57 investigaciones en este campo:

- Hay una alta frecuencia de éxito en los tratamientos psicológicos, sugiriendo que el insomnio es una condición altamente reactiva.
- Cuando se obtienen buenos resultados, éstos tienen una longevidad razonablemente correcta. Con los tratamientos se obtienen mejores ganancias y a más largo plazo que con los placebos.
- La disminución de la latencia inicial del sueño es moderada.

Es decir, los insomnes no se convierten en buenos dormidores (cuando se usa el criterio de 30 minutos) pero mejoran. (En 16 trabajos, pasan de una latencia media de 66 minutos a una de 33 minutos.)

- El insomnio crónico no mejora si no se trata, como evidencian los grupos de control.
- El 71 % de los trabajos estudiados fue llevado a cabo sobre población general, por lo que no puede reprocharse a la investigación en estas técnicas que sólo se trabaje sobre poblaciones análogas.
- Finalmente, sobre cuál es el tratamiento más efectivo, estos autores señalan que el control de estímulos es el mejor, especialmente para el insomnio de iniciación.

En otros estudios, especialmente el de Espie y cols. (1989), queda evidencia de la eficacia diferenciada de los distintos tratamientos sobre poblaciones clínicas. El control de estímulos es el que reduce más la latencia inicial, aunque el incremento de sueño total tarda más en producirse; la intención paradójica tarda más tiempo en reducir la latencia de sueño pero las ganancias, una vez se producen, se incrementan incluso durante el seguimiento, y la relajación progresiva aumenta la calidad del sueño aunque no la cantidad, como sucede con los anteriores. Por todo ello, los autores sugieren que se realice una evaluación cuidadosa para escoger el tratamiento más adecuado en función de las quejas presentadas.

5.6 Hipnóticos

Se llaman hipnóticos todas aquellas sustancias capaces de inducir o mantener el sueño. Todas ellas tienen una acción depresora sobre el sistema nervioso central.

Los hipnóticos se dirigen generalmente a personas con dificultad para dormir, es decir, que tienen un tiempo total de sueño disminuido en relación a la población normal, bien sea por un aumento de la latencia del sueño, por el número y duración de despertares a lo largo de la noche o por presentar un despertar matutino prematuro. De los insomnes es necesario separar a los dormidores cortos, que aunque con un tiempo total de sueño inferior a la media de la población normal, mantienen una buena estructura del mismo y no aquejan los trastornos sobre la vigilia que padecen los insomnes y, por tanto, no deben someterse a ningún tipo de tratamiento.

Antes de prescribir un hipnótico debe evaluarse por los medios al alcance del médico, el tipo de insomnio que aqueja, la patología subyacente, la edad y el estado físico y psíquico del paciente.

Los hipnóticos, que indudablemente representan una ayuda primordial en el tratamiento del insomnio, no deben ser nunca utilizados como único tratamiento, sino que su empleo correcto es asociándolos a medidas higiénicas del sueño (condiciones y regularidad de horarios de descanso, control de ejercicio físico y de ingesta de alcohol y sustancias estimulantes y/o depresoras del SNC...), técnicas de relajación adecuadas a cada caso y terapéutica conductual necesaria.

El tratamiento con hipnóticos no debería en ningún caso mantenerse más allá de 3 semanas.

5.6.1 El hipnótico ideal

El hipnótico ideal se define como aquel que tendría las siguientes características:

1. Rápida inducción de sueño (15-30 minutos).
2. Vida media óptima.
3. Receptores específicos.
4. Que no dé lugar a formación de metabolitos activos.
5. Que induzca un patrón de sueño normal.
6. Que no tenga efectos residuales.
7. Que no tenga efecto de tolerancia.

8. Que no provoque dependencia física.
9. Que no presente efectos de supresión.
10. Que no tenga interacción con el etanol.
11. Que no provoque depresión de la respiración.
12. Que no tenga efectos sobre la memoria reciente.
13. Que no provoque somnolencia o ansiedad durante el día.

La búsqueda continuada del hipnótico que reúna todas esas cualidades es lo que determina la investigación de nuevas sustancias capaces de inducir y mantener el sueño.

5.6.2 Hipnóticos de síntesis

La historia de los hipnóticos de síntesis comenzó en el año 1832, cuando se sintetizó el hidrato de cloral, que por su toxicidad renal y hepática y por dar lugar a toxicomanías, ha sido abandonado para este fin.

Dependiendo de su estructura química, dividiremos los hipnóticos utilizados hasta la actualidad en cuatro grandes grupos:

1. Barbitúricos.
2. Benzodiacepinas.
3. Hipnóticos de nueva generación.
4. Otras sustancias inductoras de sueño.

5.6.2.1 Barbitúricos

El ácido barbitúrico, o malonilurea, fue sintetizado en 1864 por Von Bayer a partir de la urea y del ácido malónico. Debido a que su descubrimiento tuvo lugar el día de Santa Bárbara, lo bautizó con el nombre de ácido barbitúrico, de *barb* (Bárbara) y *úrico* (urea). Desde 1903, se utilizó con el fin de inducir el sueño en los pacientes afectos de insomnio. Todavía existen en la actualidad preparados farmacéuticos que lo contienen, bien solo o asociado a otros fármacos. Dichos preparados asocian la terminación «al» a su nombre comercial.

La absorción del producto, cuando se ingiere por vía oral, se realiza en su mayor parte en la mucosa yeyunal, fijándose de forma variable a las proteínas plasmáticas y difundiéndose a todos los líquidos y tejidos del cuerpo.

Su mecanismo de acción se basa en el reforzamiento del efecto inhibidor del ácido gamma-aminobutírico (GABA).

Su eficacia como inductor del sueño es innegable, pero al presentar numerosos inconvenientes su uso ha ido decayendo paulatinamente y su utilización como hipnótico no es aconsejable.

Los inconvenientes son los siguientes:

a) Dosis tóxica muy próxima a la dosis terapéutica (sólo 10 veces superior).
b) Elevada tolerancia. Es decir, que su efectividad como hipnótico desaparece rápidamente, y los pacientes, para obtener el mismo efecto, se ven obligados a aumentar progresivamente las dosis hasta la habituación, dando lugar al siguiente efecto negativo.
c) Riesgo de toxicomanía.
d) Aceleran el metabolismo de numerosos medicamentos (anticoagulantes, hipoglicemiantes, anticonceptivos), lo que dificulta valorar su efecto terapéutico.
e) Desencadenan un síndrome de abstinencia, a veces muy importante, al suprimir la medicación, pudiendo aparecer fiebre, temblores, agitación, confusión e incluso crisis convulsivas.
f) Están contraindicados en las porfirias, la insuficiencia renal, hepática y respiratoria, en el alcoholismo y en los pacientes de la tercera edad.
g) Son incompatibles con la ingesta de alcohol, que potencia su acción, así como con otras sustancias depresoras del sistema nervioso central.
h) Modifican la estructura del sueño, provocando una impor-

tante disminución de la proporción de sueño MOR, que desciende desde el 20-25 % antes de la medicación hasta el 15-10 % después de iniciada ésta.
i) Efecto rebote al suprimir la medicación.

5.6.2.2 Benzodiacepinas

Desde que en 1961 se comercializó el clordiacepóxido (Librium), los ansiolíticos de esta familia han ido suplantando progresivamente a los barbitúricos y en la actualidad constituyen el grupo de hipnóticos más utilizado.

El mecanismo de acción de las benzodiacepinas se debe a la existencia de receptores benzodiacepínicos (BZD) en distintos niveles del cerebro. Las benzodiacepinas facilitan la transmisión gabaérgica, regulando la afinidad del receptor gabaérgico para su ligación fisiológica, el GABA. Su efecto ansiolítico e hipnótico se debe a su acción sobre las monoaminas cerebrales, especialmente sobre la serotonina y sobre el sistema colinérgico (Goldenberg, 1984).

Dependiendo de la vida media de las benzodiacepinas y de sus metabolitos activos, las podemos dividir en cuatro grupos:

1. De vida media ultracorta (menos de 5 horas).
2. De vida media corta (de 5 a 12 horas).
3. De vida media intermedia (de 12 a 30 horas).
4. De vida media larga (más de 30 horas).

La primera ventaja que se apreció en las benzodiacepinas en relación con los barbitúricos fue la distancia existente entre la dosis terapéutica y la dosis tóxica, lo que representa un elevado margen de seguridad.

La capacidad de este tipo de hipnóticos para inducir el sueño y mantenerlo a lo largo de la noche es indudable.

La principal diferencia entre los distintos tipos de benzodiacepinas disponibles en el mercado radica en la longitud de la vida media de las mismas y de sus metabolitos activos, y como consecuencia de ello dependerán gran parte de sus efectos secundarios indeseables.

Los inconvenientes principales son los siguientes:

a) Fenómenos de tolerancia, es decir, las dosis empleadas dejan de ser efectivas y el paciente debe aumentarlas o asociarlas a otros hipnóticos para conseguir el mismo efecto. Este fenómeno de tolerancia se desarrolla tanto más rápidamente cuanto más corta sea la vida media del producto empleado.
b) Efecto residual sobre la vigilancia. Está en relación con la vida media del producto: cuanto más larga sea, mayor será el efecto residual durante el día. Ese efecto indeseable se puede poner objetivamente de manifiesto mediante el TMLS.
c) Incompatible con la ingesta de alcohol.
d) Efectos sobre la estructura del sueño:
   1. Disminución de la proporción del sueño MOR. En algunos casos no suprimen la cantidad total de sueño MOR, pero sí producen una disminución notable del número de movimientos oculares rápidos.
   2. Disminución de la proporción de los estadios III y IV de sueño profundo de ondas lentas, que incluso pueden llegar a desaparecer totalmente. Después de la supresión de la medicación, su recuperación es lenta y no aparece rebote compensador.
   3. Aumento de la proporción del estadio II que reemplaza al sueño MOR y a los estadios III y IV.
   4. Aumento de los husos beta.
e) Aumentan el ritmo cardiaco durante el sueño.
f) Aumentan la duración y el número de apneas durante el sueño.
g) Fenómenos de supresión. Son en conjunto menos graves que los provocados por los barbitúricos, pero en ocasiones pueden llegar a ser muy importantes. Su supresión brusca puede provocar un rebote de insomnio más intenso que el que padecía antes de medicarse.

Al suprimir el tratamiento con benzodiacepinas aparece un rebote de sueño MOR, que se acompaña de ensoñaciones desagradables y terroríficas, e incluso alucinaciones (Oswald y Adams, 1988). Cuando se utilizan hipnóticos de vida media ultracorta se produce un bloqueo de sueño MOR durante la primera parte de la noche, y el efecto rebote aparece en la segunda parte de esa misma noche.

h) Ciertos tipos de benzodiacepinas de vida media corta pueden incrementar la ansiedad diurna (Morgan y Oswald, 1982).

i) Afectan a memoria reciente.

j) Aumento de la duración de la vida media en determinadas enfermedades; por ejemplo en la insuficiencia renal, y también en relación a la edad. Esto debe ser tenido en cuenta para evitar la posibilidad de sobredosificación del fármaco.

5.6.2.3 Hipnóticos de nueva generación

La reciente identificación de receptores benzodiacepínicos ofrece la posibilidad de correlacionar los efectos farmacológicos y clínicos de los hipnóticos con la distribución regional de dichas moléculas y así establecer su mecanismo de acción.

Estos avances han permitido la síntesis de nuevas estructuras químicas (carbolinas, triazolopyridacinas, pyracinopyrrolonas y pyrazoloquinolinonas), que muestran un perfil farmacológico diferente del de las benzodiacepinas pero que interaccionan sobre los receptores benzodiacepínicos.

Dos de estas nuevas estructuras químicas se hallan actualmente ya disponibles en los mercados internacionales: Imidazopyrine y Cyclopyrrollone. Diversos autores (Monti, 1990; Roger, 1990) valoran las ventajas en relación a los hipnóticos utilizados hasta ahora.

Los hipnóticos de nueva síntesis presentan indudables ventajas en relación a los hasta ahora existentes en el mercado.

La inducción del sueño es rápida (< 30 minutos). La arquitectura del sueño no se modifica apenas, preservando los estadios de sueño III/IV que incluso pueden aumentar su propor-

Esquema 3. *Vida media de los hipnóticos.*

VIDA MEDIA	*DENOMINACIÓN COMERCIAL*	*GRUPO QUÍMICO*
Ultracorta (< 5 h)	Triazolam	Benzodiacepina
	Midazolam	Benzodiacepina
	Zolpiden	Imidazopyrine
Corta (5 a 12 h)	Brotizolam	Benzodiacepina
	Zopiclone	Cyclopyrrollone
	Temazepan	Benzodiacepina
	Loprazolam	Benzodiacepina
	Lormetazepam	Benzodiacepina
Intermedia (12 a 30 h)	Flunitrazepam	Benzodiacepina
Larga (> 30 h)	Nitrazepam	Benzodiacepina
	Quazepam	Benzodiacepina

ción y no alterando ni la latencia ni la cantidad de sueño MOR, obteniendo un patrón de sueño de características normales. Su acción se limita a las horas de sueño, no provocando ansiedad ni somnolencia al día siguiente. Además, no provocan efecto supresión ni dependencia.

Otra ventaja que se cita es la ausencia de sinergismo con el alcohol, aunque desde el punto de vista práctico no tiene ningún sentido asociar la ingesta de alcohol, que provoca insomnio de 2.ª fase, con la toma de hipnóticos.

El principal problema que presentan estos fármacos es que no evitan el efecto supresión ni la dependencia de otros hipnóticos clásicos con los que se medican gran número de insomnes de forma crónica y muchas veces arbitraria. Dicho problema requiere un mayor tiempo de dedicación del médico para informar detalladamente al paciente del modo de acción de los nuevos productos sintetizados y requerir su colaboración en los distintos aspectos del tratamiento.

5.6.2.4 Otras sustancias inductoras de sueño

Son sustancias que aun estando concebidas para tratar otro tipo de dolencias pueden ser utilizadas como hipnóticos, debido a su efecto inductor del sueño. Entre ellas encontramos:

- Meprobamato.
- Neurolépticos fenotiacínicos (Largactil, Meleril).
- Glutethimide (Doridene).
- Asociaciones de meprobamato y antihistamínicos fenotiacínicos.
- Asociaciones de benzodiacepina, antihistamínico fenotiacínico y neuroléptico fenotiacínico.
- Ingesta de alcohol. (El alcohol disminuye la latencia de sueño, pero su utilización como hipnótico no es adecuada porque aumenta el número y la duración de los despertares durante el sueño.)

Capítulo 6

Parasomnias

Las parasomnias son alteraciones clínicas que aun no siendo anomalías del proceso sueño-vigilia ocurren preferentemente durante el sueño.

Según la Clasificación Internacional de Trastornos del Sueño (de 1990) se dividen en cuatro grupos:

A. Alteraciones del despertar.
B. Alteraciones de la transición sueño-vigilia.
C. Parasomnias asociadas al sueño MOR.
D. Otras parasomnias.

6.1 Alteraciones del despertar

6.1.1 Despertares confusionales

Consisten en un estado de confusión que acompaña y sucede al despertar desde el sueño profundo. Generalmente sucede en el primer tercio de la noche. El sujeto aparece desorientado, con bradilalia, lentificación de respuestas y conducta anormal. Se acompaña de afectación de la memoria retrógrada y anterógrada. Su prevalencia es mayor en la infancia, comenzando generalmente a los 5 años, y su evolución es benigna. La hipersomnia idiopática favorece a la presentación de este tipo de parasomnia y, con frecuencia, se presenta en pacientes afectos de terrores nocturnos o sonambulismo.

El polisomnógrafo muestra el inicio de estos episodios coincidiendo con despertares desde el sueño lento profundo. Pueden acompañarse de un patrón de actividad delta, de estadio I o de microsueños, y también de actividad alfa difusa poco reactiva.

6.1.2 Sonambulismo

Son episodios de conducta compleja que se presentan durante el sueño lento profundo, casi siempre en el primer tercio de la noche, y abarcan desde incorporarse en la cama hasta furiosos intentos de huida. Pueden incluir además de la deambulación actos automáticos semiintencionados, como vestirse, asearse, peinarse, comer, abrir puertas o ventanas, etc. A pesar de ello la coordinación es pobre. Estos episodios se acompañan de una amnesia anterógrada y retrógrada. La actividad motora durante los mismos puede cesar espontáneamente, o bien el paciente regresa a la cama y sigue durmiendo en forma continuada hasta la mañana siguiente.

El registro polisomnográfico muestra que el episodio de sonambulismo se inicia desde un estadio de sueño lento profundo, con un brote de ondas lentas, delta, de voltaje elevado e hipersincrónicas, y se acompaña de una mezcla de actividad de sueño y vigilia.

El sonambulismo puede aparecer desde el momento en que el niño aprende a andar, pero en la mayor parte de los casos se presenta a partir de los 4 años. En general, desaparece a partir de los 15 años y sólo raramente lo presentan los adultos. La evolución es generalmente benigna, y la mayoría de los individuos que lo presentan tienen un perfil psicológico normal. Es frecuente la existencia de antecedentes familiares de parasomnia entre la población afectada.

Boberly (1985) ve en el sonambulismo el complementario

del ensueño. Durante el ensueño el sujeto asiste a un espectáculo activo pero es incapaz de moverse. Durante el episodio de sonambulismo el sujeto se desplaza pero su actividad está desprovista de contenido onírico.

Si se despierta bruscamente al sonámbulo durante la deambulación, presenta una desorientación temporoespacial y puede presentar una intensa sensación de ansiedad, pudiendo llegar a agredir a la persona que lo ha despertado.

El diagnóstico diferencial debe efectuarse con estados crepusculares secundarios a determinadas formas de epilepsia temporal, las cuales se activan durante el sueño. En general, estos últimos permiten una conducta más compleja y tienen unas características electroencefalográficas bien diferenciadas.

El tratamiento farmacológico del sonambulismo, basado esencialmente en la utilización de medicamentos que disminuyan la cantidad de sueño lento profundo, no puede considerarse enteramente satisfactorio. Hoy por hoy, en el cuidado del paciente sonámbulo debe resguardarse en primer lugar su seguridad personal, evitando la existencia de objetos potencialmente peligrosos (estufas, instrumentos cortantes, etc.) en su dormitorio, procurar que la cama sea de poca altura y que las ventanas y puertas de salida a la calle estén cerradas con llave y que ésta sea guardada por un familiar o persona que conviva en la misma vivienda.

6.1.3 Terrores nocturnos

Se caracterizan por un despertar repentino desde una fase de sueño lento profundo, aunque en algunas ocasiones pueden también aparecer en otros momentos del sueño lento. Se inician con un grito y se acompañan de una importante descarga del sistema nervioso autonómico que se traduce por taquicardia, taquipnea, sudoración profusa, midriasis, aumento del tono muscular y disminución de la resistencia de la piel.

Durante el terror nocturno el sujeto no responde a los estímulos externos, y si se le despierta se observa que está desorientado y confuso.

Este trastorno es prevalente en la infancia, entre los 4 y los 12 años, y habitualmente se resuelve durante la adolescencia. Su incidencia es mayor en el sexo masculino que en el femenino.

La prevalencia de psicopatología en los niños afectos de sonambulismo es similar a la de la población general de la misma edad. Por el contrario, las evaluaciones psiquiátricas efectuadas en los adultos que presentan este trastorno muestran que la psicopatología puede estar asociada con los terrores nocturnos.

El diagnóstico diferencial debe efectuarse con las pesadillas. Usualmente en las pesadillas el sujeto recuerda el vívido contenido onírico con gran detalle, mientras que el terror nocturno se acompaña de amnesia (Fisher, Kahn, Edwards y Davis, 1973). Además, en las pesadillas no aparece la descarga autonómica que acompaña a los terrores.

El tratamiento farmacológico es pocas veces necesario durante la infancia, pero durante la edad adulta puede llegar a serlo en la mayoría de las ocasiones.

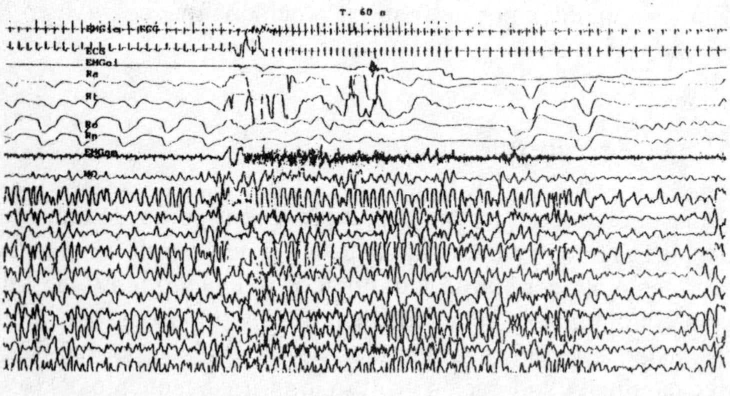

Figura 11. Registro correspondiente a un paciente afecto de parasomnia del despertar.

6.2 Trastornos de la transición sueño-vigilia

Este tipo de trastornos se producen en la transición desde la vigilia al sueño y en la transición desde el sueño a la vigilia, y más raramente en la transición de un estadio de sueño a otro.

Los trastornos de transición vigilia-sueño se hallan divididos en cuatro grupos.

6.2.1 Trastorno de movimiento rítmico

Se refiere a los movimientos rítmicos que afectan principalmente a cabeza y cuello, pero pueden abarcar al cuerpo entero. Aparecen durante el periodo de somnolencia, antes de iniciar el sueño propiamente dicho, como la *jactatio capitis*, golpear de la cabeza, rotación de la cabeza, rotación del tronco o balanceo del cuerpo. La frecuencia de estos movimientos rítmicos es de 0,5 a 2 por segundo, y la duración del episodio es inferior a 15 minutos.

Alguna forma de actividad rítmica predormicional se encuentra en un tercio de los niños a la edad de 9 meses. A los 18 meses ya ha desaparecido en la mitad de ellos, y a los 4 años sólo los presentan un 8 % de los niños. Cuando estos trastornos persisten más allá de los 4-5 años hay que pensar en la existencia de algún tipo de retardo, autismo u otro tipo de psicopatología.

Estos trastornos son más frecuentes en niños que en niñas, con una proporción de 4 a 1.

Los estudios polisomnográficos muestran la aparición de un artefacto rítmico causado por el movimiento, durante el periodo predormicional, sin que se registren alteraciones de la actividad bioeléctrica cerebral.

6.2.2 Trastorno de inicio de sueño

Se refiere a las breves contracciones, generalmente únicas, pero que a veces pueden ser múltiples y de mayor intensidad, que afectan a las piernas pero que pueden involucrar también a los brazos y a la cabeza.

Estas sacudidas hípnicas fisiológicas ocurren al inicio del sueño y son presentadas por el 60-70% de la población. Cuando son breves y aisladas no tienen mayor interés, pero si aparecen en forma múltiple e intensa pueden generar importantes insomnios.

6.2.3 Somniloquia

Es la expresión de palabras o sonidos durante el sueño sin que haya un conocimiento simultáneo de este acontecimiento. Estos episodios son conocidos por los compañeros de habitación pero no por el sujeto que los experimenta. Generalmente, los episodios son breves y de pocas palabras, pero también pueden constar de largas parrafadas y ser espontáneos o inducidos por conversación con el durmiente.

La evolución de este trastorno es benigna, y su duración es variable, desde pocos días a meses e incluso años.

No se conoce la prevalencia de este trastorno, pero parece ser muy frecuente y existe una indudable tendencia familiar.

El polisomnógrafo muestra que estos episodios aparecen en la mayoría de los casos (79%) durante el estadio II, y en un número menor (21%) durante los estadios III y IV.

6.2.4 Calambres nocturnos en las piernas

Son sensaciones dolorosas de tensión muscular, que se presentan habitualmente en la pantorrilla, pero que también pueden afectar al pie. La duración oscila entre pocos segundos y más de treinta minutos. Los individuos que los sufren tienen uno o dos episodios nocturnos varias veces a la semana. Estos calambres ceden habitualmente con un masaje o moviendo la extremidad afectada. En alguna ocasión se ha sugerido que la etiología de los calambres podría ser un defectuoso metabolismo del calcio, pero esta teoría no ha sido probada hasta ahora.

6.3 Parasomnias usualmente asociadas al sueño paradójico

Son ensoñaciones que se asocian al estadio de sueño paradójico, y se dividen en seis tipos:

6.3.1 Pesadillas

Son ensoñaciones terroríficas que habitualmente provocan el despertar del sujeto dormido desde el sueño MOR. La ansiedad es un componente esencial de las pesadillas. Durante las mismas no existe ningún componente motor. Son frecuentes en la infancia, especialmente entre los 3 y los 6 años, y disminuyen progresivamente a medida que transcurren los años, aunque ocasionalmente algunos individuos todavía las padecen después de cumplidos los 60 años. Algunos fármacos, como la L-DOPA, los betabloqueantes y los medicamentos supresores de sueño MOR, pueden inducir o incrementar la incidencia de pesadillas.

6.3.2 Parálisis de sueño

Consisten en la imposibilidad de realizar ninguna actividad motora voluntaria durante un espacio de tiempo. Tienen lugar durante el periodo predormicional o durante algún despertar a lo largo de la noche o bien por la mañana al levantarse. Pueden durar de uno a varios minutos y desaparecen espontáneamente. Se acompañan de gran ansiedad. Entre el 40 y el 50 % de la población general presenta al menos un episodio a lo largo de su vida. La edad de aparición es alrededor de la adolescencia. No existe diferencia entre ambos sexos. Los registros polisomnográficos muestran una supresión del tono muscular asociado a una actividad electroencefalográfica de vigilia.

6.3.3 *Disminución o ausencia de erección peneana durante el sueño paradójico*

Es la disminución o desaparición de la erección peneana durante el sueño MOR, mientras que se mantiene una buena arquitectura del sueño. Esta alteración está en relación con la impotencia masculina de etiología orgánica.

6.3.4 *Erección dolorosa durante el sueño paradójico*

Esta alteración provoca despertares repetidos durante el sueño MOR, y si es persistente puede ser causa de insomnio. Pueden ser diferenciadas de la enfermedad de Peyronis o de una fimosis, porque en estas últimas las erecciones son dolorosas tanto durante el sueño paradójico como durante la vigilia.

6.3.5 *Paro sinusal durante el sueño paradójico*

La monitorización electrocardiográfica muestra periodos de asistolia durante el sueño paradójico, que pueden durar más de 9 segundos y aparecer repetidas veces. Durante la vigilia el electrocardiograma es normal.

6.3.6 *Alteración del comportamiento del sueño paradójico*

Se caracteriza por la pérdida intermitente de la atonía muscular ligada al sueño paradójico y por la aparición de una actividad motora elaborada asociada a la ensoñación. Es una alteración muy rara.

6.4 Otras parasomnias

Son aquellas que no pueden ser clasificadas en grupos definidos y que en la Clasificación Internacional de Trastornos del Sueño (de 1990) se engloban en un único apartado. Entre ellas se encuentran:

6.4.1 Bruxismo

Consiste en un movimiento estereotipado que se caracteriza por hacer rechinar los dientes. Este trastorno es muy frecuente en la infancia. No existen lesiones patológicas que puedan explicar una posible etiología.

6.4.2 Enuresis nocturna

Se caracteriza por micciones involuntarias recurrentes durante el sueño. Puede aparecer en cualquiera de los estadios del sueño y durante las vigilias nocturnas.

La enuresis nocturna es normal en la infancia y habitualmente se resuelve de manera espontánea a los 6 años de edad.

6.4.3 Síndrome de deglución anormal durante el sueño

Este síndrome se caracteriza por la inadecuada deglución de saliva durante el sueño, la cual provoca breves aspiraciones o atragantamientos que dan lugar a despertares recurrentes y puede derivar en insomnio importante.

6.4.4 Distonía paroxística nocturna

Se caracteriza por la aparición de episodios repetidos y estereotipados de distonía o disquinesias durante el sueño de ondas lentas (Lugaresi, Cirignota y Montagna, 1986).

Una variedad clínica de distonía paroxística nocturna se caracteriza por episodios de breve duración, con movimientos que duran menos de un minuto. Estos episodios se repiten unas quince veces durante la noche y casi diariamente.

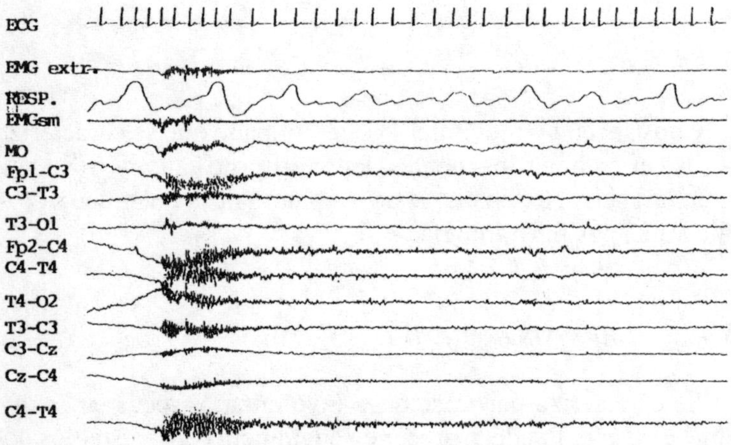

Figura 12. Polisomnógrafo en un caso de distonía paroxística nocturna.

Otra variedad clínica muestra una mayor duración de los movimientos, hasta de una hora.

En ambos casos parece existir historia familiar de distonía paroxística nocturna.

Los registros polisomnográficos muestran que estos episodios se presentan habitualmente en el estadio II de sueño lento, pero en alguna ocasión pueden presentarse también en los estadios III y IV. El movimiento distónico va precedido de una reacción de despertar, pausa respiratoria y bradicardia, y acompañado por la actividad electromiográfica propia del fenómeno motor.

6.4.5 Síndrome de muerte súbita nocturna inexplicada

Se refiere a la muerte súbita durante el sueño de adultos jóvenes sanos, sin que se haya encontrado ninguna causa en los estudios necrópsicos de las víctimas, si bien en algunos pacientes resucitados se observó una fibrilación ventricular (Lown, 1987). Este síndrome solamente se ha descrito hasta ahora en personas provenientes del Sudeste asiático (Baron, Thacker, Gorelkin, Vernon, Taylor y Choik, 1983).

6.4.6 Ronquido primario

Consiste en una respiración ruidosa a nivel de las vías aéreas altas durante el sueño, que no va acompañado de apneas ni de hipopneas. Se le conoce también con el nombre de ronquido simple. Los registros polisomnográficos son normales.

6.4.7 Apnea del sueño en la infancia

La Clasificación Internacional de Trastornos del Sueño (de 1990) agrupa en este apartado las apneas centrales u obstructivas que aparecen en las siguientes entidades médicas:

- Apnea del prematuro.
- Apneas que se asocian a amenaza de vida.
- Síndrome de apneas obstructivas durante el sueño.

Estas apneas o pausas respiratorias, de más de 20 segundos de duración y que tienen lugar en el primer periodo de la vida, se acompañan en muchas ocasiones de palidez o cianosis. En las dos terceras partes de los casos se presentan durante el sueño, y el resto en los periodos de actividad motora durante la vigilia. El 90% son apneas centrales, y solamente un 10% son apneas de tipo obstructivo.

6.4.7.1 Apnea del prematuro

Son pausas respiratorias y recurrentes de más de 20 segundos de duración. Los prematuros pueden presentar estas apneas tan sólo una vez por semana o varias veces por hora. Se considera que existe una relación inversa entre la edad gestacional y las apneas del prematuro. Antes de las 31 semanas de edad gestacional presentan apneas entre el 50 y el 80% de los prematuros; después de las 32 semanas de gestación, entre el 12 y el 15%, y a partir de las 34-35 semanas, tan sólo el 7%.

Las apneas de larga duración en el niño prematuro pueden acompañarse de palidez o cianosis, y en algunos casos incluso de disminución del flujo sanguíneo cerebral, circunstancia esta última que agrava las secuelas.

6.4.7.2 Apneas que se asocian a amenazas de vida

Son aquellas que precisan de maniobras rápidas de reanimación, sin las cuales podría ocurrir la muerte del niño (Deham e Imbert, 1989).

Se caracterizan por la presentación inesperada y brusca de un acceso de palidez, cianosis, apnea, hipotonía y pérdida de conocimiento (Bower, 1984).

En algunas ocasiones pueden aparecer secuelas neurológicas de origen isquémico o anóxico, como alteraciones del lenguaje, crisis convulsivas, etcétera.

6.4.7.3 Síndrome de apneas obstructivas durante el sueño

Consiste en la aparición de apneas obstructivas durante el sueño, tanto diurno como nocturno. La primera serie de niños afectos de este síndrome fue publicada por Guilleminault, Eldridge, Simmons y Dement (1976).

El ronquido, las pausas respiratorias seguidas de un reinicio de la respiración, la dificultad respiratoria nocturna (respiración ruidosa, tiraje inspiratorio) son síntomas que hacen sospechar la existencia de un síndrome de apneas durante el sueño, que se confirmará mediante el registro polisomnográfico. La obesidad es frecuente en los adultos que padecen este síndrome y raramente se presenta en la infancia. Durante el día estos niños presentan un exceso de somnolencia, trastornos de conducta (irritabilidad, agresividad) y cefaleas matutinas. Muchos de estos pacientes presentan un retraso pondoestatural. Infecciones de las vías aéreas altas se encuentran en la mayoría de los casos.

La etiología más común es la hipertrofia de amígdalas o adenoides. Con menor frecuencia, la causa es alguna dismorfia facial, como el síndrome de Pierre Robin, la enfermedad de Crouzon, el síndrome de Hurler, la trisomía 21, la acondroplasia, etcétera.

La repercusión cardiovascular más importante del síndrome de apneas obstructivas durante el sueño es la hipertrofia ventricular derecha.

El tratamiento del síndrome es el tratamiento del trastorno que lo provoca, siempre que ello sea posible. Así, en el caso de hipertrofias amigdalares o de adenoides, el tratamiento adecuado sería la amigdalectomía o la adenoidectomía, respectivamente. Cuando la causa no es posible tratarla directamente, puede recurrirse al tratamiento mediante presión de aire continua positiva nasal (CPAPn), que hace posible, en los casos de niños subsidiarios de intervención máxilo-facial, esperar con tranquilidad la edad oportuna para efectuarla. Por otra parte, el empleo del CPAPn ha disminuido la necesidad de efectuar traqueotomías de urgencia.

6.4.7.4 Síndrome de hipoventilación central congénita

Este síndrome, llamado también síndrome de Ondine, haciendo referencia a reminiscencias literarias, consiste en un fallo del control automático de la respiración, sin que exista ninguna enfermedad pulmonar ni de la musculatura respiratoria que lo explique. Este fallo respiratorio es más importante durante el sueño que durante la vigilia. En muchos de los niños que lo presentan, las alteraciones respiratorias aparecen desde el nacimiento, mientras que en otros se ponen de manifiesto poco después.

Los niños afectos presentan una respuesta ventilatoria abolida o disminuida, tanto frente a la hipoxia como a la hipercapnia, y a la larga pueden presentar episodios apneicos.

La hipoventilación central congénita puede verse en algunos niños afectos del síndrome de Arnold-Chiari, mielomeningocele u otras malformaciones del tracto neuroectodermal, observándose también en ocasiones la existencia asociada de neuroblastoma y enfermedad de Hirschprung.

El síndrome de hipoventilación alveolar primaria persiste durante toda la vida, y el tratamiento consiste en administrar soporte ventilatorio durante el sueño y, en algunos casos de evolución más grave, puede ser necesario el soporte ventilatorio durante las 24 horas del día.

6.4.7.5 Síndrome de muerte súbita infantil

Este síndrome se define como la muerte súbita e inesperada del lactante que hasta ese momento se había considerado como normal. En más del 90% de los casos la muerte sobreviene durante el sueño. El conocimiento de la causa de la muerte y el modo de prevenirla representan por el momento un desafío para el médico.

El cuadro clínico es único y consiste en el hecho de que un lactante, generalmente entre 2 y 4 meses (aunque puede presentarse hasta los 6 meses de edad), es encontrado muerto en su cuna a la hora del biberón. Las maniobras de recuperación son generalmente inútiles.

Los exámenes *post mortem* de las víctimas no revelan una causa cierta de la muerte, y las alteraciones que se encuentran son habitualmente inespecíficas.

Al no existir patología previa es prácticamente imposible de prevenir. El riesgo de que se presente en niños de familias que hayan tenido algún hijo afecto de este síndrome es de 2 a 4 veces superior que el de que se presente en lactantes en los que los hermanos sean normales.

6.4.8 Mioclonus benigno del sueño neonatal

Se caracteriza por sacudidas muy breves, asíncronas, de las extremidades y el tronco, y que se presentan durante el sueño. Pueden durar de pocos días a varios meses. Su evolución es siempre benigna.

Capítulo 7

Alteraciones del sueño en psiquiatría

Las alteraciones del sueño son un hallazgo común en la mayor parte de enfermedades psiquiátricas. Puede ocurrir incluso que algunos pacientes achaquen su sintomatología psíquica a las alteraciones que presenta su sueño y creen que mejorando estas últimas se les solucionarían también el resto de sus problemas. Indudablemente esto es cierto en algunas circunstancias, por ejemplo, en el caso del síndrome de apneas durante el sueño, que puede ir acompañado de trastornos psiquiátricos (Berretini, 1980), que remitirán en el momento en que se solucionen las apneas. Sin embargo, en los trastornos psiquiátricos primarios, la intensidad de las alteraciones del sueño es paralela a la gravedad del síndrome.

7.1 Trastornos de la afectividad

Los seis tipos generales de trastornos de la afectividad (depresión mayor, bipolar, distímica, ciclotímica, atípica y depresión bipolar atípica) se acompañan de alteraciones del sueño. En aproximadamente el 90% de los casos de depresión mayor se observa algún tipo de alteración del sueño. Los registros polisomnográficos realizados en los pacientes depresivos muestran que las alteraciones de sueño que se observan con mayor frecuencia corresponden a un aumento de la latencia de sueño (que en este tipo de pacientes está entre los 30 y los 45 minutos), un aumento del número de despertares nocturnos y de la duración de los mismos. El sueño de estos pacientes está, en general, más fraccionado que en los individuos normales, y la cantidad de sueño lento profundo (estadios III y IV) está disminuida. El tiempo total de sueño se halla entre 5 y 6 horas.

La distribución del sueño paradójico (o sueño con movimientos oculares rápidos) a lo largo de la noche se halla alterada en determinados estados depresivos. Por ejemplo, las depresiones primarias presentan una latencia muy acortada de sueño MOR, entre 20 y 40 minutos (en los sujetos normales se halla entre 70 y 120 minutos). Según Sitaram, Nurnberg, Gerhon y Gillin (1982), el acortamiento de latencia es consecuencia de un predominio del sistema colinérgico (responsable de este estadio de sueño) sobre el sistema aminérgico. El índice de movimientos oculares rápidos está incrementado, especialmente en los primeros ciclos.

Cada vez parece más evidente que la depresión se acompaña también de alteraciones de los ritmos circadianos, como se ha comprobado en los casos del cortisol, la hormona del crecimiento, la prolactina, la melatonina y la temperatura corporal (Wehr, Gillin y Goodwin, 1983).

Las alteraciones del sueño que acompañan a los síndromes depresivos persisten en la mayoría de los pacientes durante los periodos de remisión clínica, aunque suelen ser más moderadas. Las diferencias de la estructura del sueño de los depresivos respecto a las personas normales se mantienen prácticamente constantes desde la adolescencia hasta los 65 años (Gillin, Duncan y Murphy, 1981).

Reynolds y Shipley (1985) consideran que tan sólo en el 15-20% de los casos de depresión (la mayoría de los cuales corresponden a alteraciones bipolares o ciclotímicas) los pacientes aquejan hipersomnia en lugar de insomnio. La mayor parte de ellos presentan alteraciones bipolares o ciclotímicas.

7.2 Ansiedad

La ansiedad constituye un síntoma que acompaña a gran número de afecciones psiquiátricas: fobias, pánico, trastornos de ansiedad generalizada, alteraciones obsesivo-compulsivas y estrés postraumático.

Los estudios polisomnográficos en los pacientes que padecen ansiedad muestran un aumento de la latencia de sueño y de duración de los periodos de vigilia durante la noche, a la vez que se observa una disminución de la eficiencia del sueño, de la cantidad de sueño lento profundo y de la cantidad de sueño MOR. Estos datos son similares a los observados en la depresión, pero en el caso de la ansiedad no se observan disminuciones de la latencia del sueño MOR.

El diagnóstico diferencial de los trastornos de inicio y mantenimiento del sueño (TIMS) en los pacientes afectos de ansiedad debe establecerse en relación con los psicofisiológicos, pero en estos últimos no existe una psicopatología consistente.

Los registros polisomnográficos en estos pacientes pueden ser de gran utilidad en aquellos casos en que sea difícil la diferenciación entre una depresión primaria y un trastorno de ansiedad, o cuando interese descartar definitivamente un síndrome de sacudidas periódicas durante el sueño, la presencia de apneas durante el sueño, un síndrome de fatiga crónica u otras anomalías del sueño nocturno.

7.3 Anomalías psicosomáticas

Otro capítulo lo constituyen las anomalías psicosomáticas. En este diagnóstico se incluyen aquellas enfermedades que presentan unos síntomas físicos que no pueden ser incluidos en ningún tipo de patología orgánica. Entre ellas se incluyen los trastornos de somatización, los de conversión, la hipocondria y el dolor psicogénico.

No existen estudios sistemáticos sobre las alteraciones del

sueño en este grupo de pacientes; no obstante, se admite que muchas personas con estos procesos sufren insomnios graves (Mellinger, Balter y Uhlenhuth, 1985), así como patrones de sueño peculiares.

Los estudios polisomnográficos efectuados a pacientes con trastornos de la personalidad muestran alteraciones del inicio y el mantenimiento del sueño similares a los observados a los TIMS asociados a los trastornos de afectividad o de ansiedad. La latencia del sueño MOR está habitualmente más acortada que en los sujetos normales, pero no es tan consistente ni constante como en los sujetos afectos de depresión primaria. Además, el abuso de medicamentos psicotropos, alcohol, e incluso drogas, es frecuente en este grupo, provocando alteraciones del sueño tales como el incremento de la actividad beta y de los husos de sueño, la supresión del sueño MOR y el aumento de la cantidad de estadio I y de despertares.

7.4 Esquizofrenia

Un gran apartado dentro del campo de la psiquiatría es la esquizofrenia. Esta enfermedad se caracteriza por delusiones, alucinaciones o alteraciones en el proceso del pensamiento, con deterioro en el proceso de las funciones superiores, de duración de seis meses como mínimo y que comienza antes de los 45 años.

El grado de alteración del sueño es paralelo a la gravedad de la sintomatología psiquiátrica. En la fase aguda de la enfermedad, el tiempo total de sueño (TTS) está muy disminuida, y en los registros polisomnográficos se observa que su duración media se halla entre 2 y 4 horas. La causa principal del importante acortamiento del TTS reside en una latencia de sueño extraordinariamente alargada. En los enfermos catatónicos, el tiempo total de sueño se encuentra más disminuido que en otros subtipos.

Respecto a los estadios de sueño, los resultados son variables en los distintos estudios. En conjunto parece haber, en relación con las personas normales, una latencia de sueño MOR acortada, una cantidad total de sueño MOR normal y una disminución de la cantidad de sueño lento, especialmente del sueño lento profundo, que muestra además una disminución del número y el voltaje de las ondas delta. Se observa también un incremento de los husos beta durante el primer ciclo de sueño. El número de despertares y la cantidad de estadios I se hallan aumentados.

Al remitir la sintomatología aguda se observa un incremento de sueño lento profundo y una normalización progresiva del patrón polisomnográfico.

7.5 Demencias seniles y preseniles

Las demencias seniles y preseniles constituyen, desde hace algunos años, uno de los grandes problemas de la sociedad moderna. La mayoría de los enfermos con demencia presentan alteraciones del sueño de mayor o menor intensidad. En ellos se observa una exageración de las alteraciones del sueño que aparecen en los ancianos (Reynolds, Kupfer y Taska, 1985). De todas las alteraciones, la más constante es el trastorno del ciclo circadiano de vigilia-sueño, con aparición de periodos de vigilia durante la noche y de periodos de somnolencia intercalados a la vigilia diurna.

El TTS puede hallarse también disminuido, aunque menos que en otras afecciones psiquiátricas. La disminución del voltaje de las ondas lentas de los estadios III y IV es muy marcada, y el sueño se halla muy fragmentado por frecuentes despertares. Los husos beta y los complejos K están disminuidos, y el sueño MOR, que presenta una latencia normal, puede hallarse (aunque no siempre) en menor proporción que en los sujetos normales de la misma edad. Otra circunstancia que frecuentemente ocurre en las demencias es la asociación de un síndrome de apneas durante el sueño, lo que agrava el cuadro.

7.6 Abuso de alcohol o de otras drogas

También dentro del campo de la psiquiatría quedan las alteraciones del sueño provocadas no sólo por el abuso de alcohol y de otras drogas sino también por su supresión. Los patrones polisomnográficos que genera la ingesta de alcohol tienen una gran variabilidad, oscilando desde distintas formas de hipersomnia a insomnio y desestructuración del ciclo circadiano de vigilia-sueño. El tipo de alteraciones depende en gran parte del grado de intoxicación, de las molestias somáticas o de abstinencia más o menos prolongada. En los alcohólicos, la proporción de las distintas fases del sueño suelen estar alteradas y en general se observa un insomnio con disminución de la cantidad de sueño lento profundo, cuyas ondas lentas suelen ser de voltaje inferior al normal, disminución de la cantidad de sueño MOR y aumento del número de despertares durante el sueño. La alteración del ritmo circadiano de vigilia-sueño provoca en los alcohólicos la alternancia de cortos periodos de vigilia y sueño a lo largo de las 24 horas del día.

Otra de las patologías que aquejan a la sociedad actual es el elevado consumo de drogas. Muchas de ellas actúan sobre la cantidad y la estructura del sueño. La morfina, como su nombre indica, fue asociada al sueño y a los fenómenos morfeicos (ensoñaciones que la acompañan), desde que se aisló del opio en 1803. Sin embargo, posteriormente se ha comprobado que tanto la morfina como la heroína producen una disminución de la proporción de sueño MOR, a la vez que un descenso del tiempo total de sueño y de los estadios III y IV de sueño lento. La metadona produce unos efectos similares a la heroína y la morfina.

Los barbitúricos incrementan el TTS, aunque disminuyen la cantidad de sueño MOR. Si la ingestión de barbitúricos se prolonga, se observa una recuperación de la cantidad normal de sueño MOR a partir del séptimo día.

Las anfetaminas acortan drásticamente el TTS. Durante la noche que corresponde a la primera ingesta se observa una importante disminución del sueño MOR, pero a partir de la tercera noche los valores se normalizan.

Los efectos de la cocaína son similares a los de las anfetaminas. Estudios polisomnográficos realizados en adictos a la marihuana (Barrat, Beaver y White, 1974) muestran un incremento de los estadios III y IV, que se siguen de una disminución de los mismos después de varios días de ingerir la droga. Estos resultados no se han visto confirmados por otros realizados posteriormente (Karacan, Fernández-Salas y Cossins, 1976).

Capítulo 8

Trastornos del ritmo circadiano de sueño

Son debidos a una falta de sincronía entre el patrón de sueño del paciente y el que sería deseable para su entorno sociolaboral. La mayoría de estos trastornos se manifiestan porque el paciente no puede dormir cuando necesita y puede hacerlo, mientras padece episodios de somnolencia en momentos inadecuados. Las causas responsables pueden ser intrínsecas o extrínsecas, y de acuerdo con ellas dividiremos este tipo de alteraciones en diferentes grupos.

8.1 Trastornos del sueño por vuelos transmeridianos («jet-lag»)

Es debido a que el ritmo circadiano endógeno se mantiene como corresponde al lugar de origen del sujeto. Como su proceso de ajuste es lento (entre 60 y 90 minutos al día), las molestias pueden persistir varios días. La intensidad y duración de la inadaptación a los horarios del sueño en el punto de llegada está en función de la distancia, la velocidad del viaje y la susceptibilidad individual, y el tiempo de adaptación oscila entre 2-3 días, por término medio, hasta 8-9 días, o incluso más en algunos casos. Los sujetos se afectan a cualquier edad, pero a partir de los 50 años las molestias son más acusadas. Si las molestias persisten una vez transcurridos 15 días, debe pensarse en la posibilidad de que existan otras causas que interfieran el desarrollo normal de los horarios de sueño. En los viajes hacia Oriente la adaptación es más difícil que hacia Occidente.

8.2 Trastornos de sueño debidos al turno de trabajo

Aparecen cuando el horario laboral coincide con las horas que habitualmente se dedican al sueño. En estos casos el sujeto debe dormir durante la mañana y el sueño se ve generalmente afectado. El tiempo total de sueño puede disminuir varias horas, presentando una menor cantidad de estadio II y sueño MOR. Subjetivamente, el sueño parece poco reparador e insuficiente. Secundariamente, aparece una disminución de la vigilancia en los periodos en que debe permanecer despierto, así como un carácter irritable. Si los turnos de trabajo son rotatorios, los trastornos de sueño desaparecen al reanudar el horario diurno. Cuando el turno de noche es permanente, los trastornos de sueño se hacen crónicos, ya que el individuo no llega nunca a adaptarse, pues lo interrumpe lo días festivos y las vacaciones.

8.3 Fase de sueño avanzada

Es aquella en que la necesidad de sueño parece adelantada en relación a lo que sería deseable según la hora del reloj. Esta alteración conlleva que el individuo no pueda permanecer despierto a partir de las 18-20 horas de la tarde, mientras que se despierta precozmente por la mañana. La actividad laboral o escolar no se afecta en estos casos, pero las relaciones sociales, en especial en los países meridionales, pueden verse afectadas.

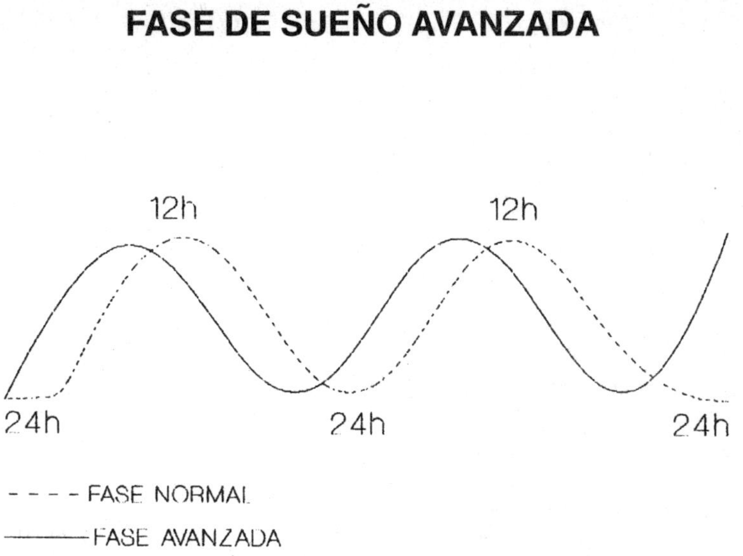

Figura 13. Fase de sueño avanzada.

8.4 Fase de sueño atrasada

En este caso la necesidad de sueño aparece atrasada en relación a lo que correspondería por la hora que marca el reloj. El sujeto tiende a ir a dormir más tarde de lo que sería conveniente, con un retardo respecto a la población normal de 3 o 4 horas. Esto condiciona que si al día siguiente tiene que levantarse a una hora temprana para acudir al trabajo, le cueste hacerlo y padezca durante el día una somnolencia excesiva. El tratamiento de esta alteración consiste en retrasar cada día tres horas la hora de irse a dormir, hasta que el individuo consiga dormir a la hora habitual.

FASE DE SUEÑO RETARDADA

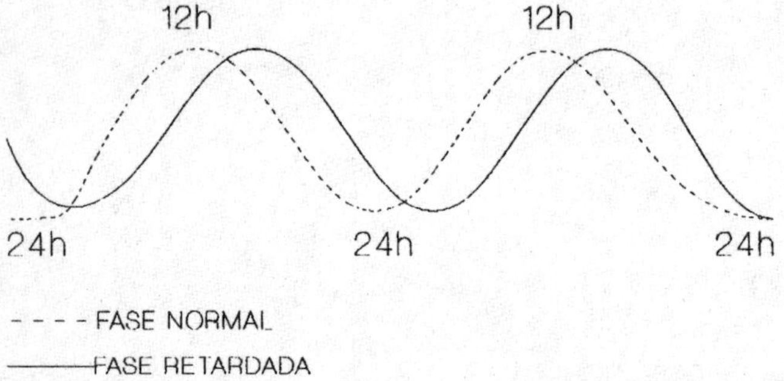

Figura 14. Fase de sueño retardada.

8.5 Ritmo circadiano diferente de 24 horas

El cuarto grupo de alteraciones está constituido por las que presentan los individuos con ritmo vigilia-sueño diferente de 24 horas. Su incidencia es muy baja, y en la práctica clínica diaria raramente se ve.

Referencias bibliográficas

Akindele, M. O., Evans, J. J., y Oswald, I. (1970). «Monoamine oxidase inhibition, sleep and mood». *Electroencephalography and Clinical Neurophysiology*, 29, 47-56.

American Sleep Disorders Association y cols. (1990). *The International Classification of Sleep Disorders*. Kansas: Allen Press, Inc.

Ancoli-Israel, S., Kripke, D. F., Masson, W., y Messin, S. (1981). «Sleep apnea and nocturnal myoclonus in a senior population». *Sleep*, 4, 349-358.

Arskadon, M. A., y Dement, W. C. (1981). «Respiration During Sleep in Aged The Human». *Journal of Gerontology*, 36, 420-423.

Aserinsky, E., y Kleitman, N. (1953). «Regularly occurring periods of eye mobility and concomitant phenomena during sleep». *Science*, 118, 273-274.

Association of Sleep Disorders Centers (1979). «Diagnostic classification of sleep and arousal disorders». *Sleep*, 2, 1-137.

Baekeland, F., y Lask, Y. R. (1966). «Exercise and sleep patterns in college athletes». *Perceptual and motor skills*, 23, 1203-1207.

Baron, R. C., Thacker, S. B., Gorelkin, L., Vernon, A. A., Taylor, W. R., y Choi, K. (1983). «Sudden death among Southeast Asian refugees». *JAMS*, 250, 2947-2951.

Barratt, E., Beaver, W., y White, R. (1974). «The effects of marihuana on human patterns». *Biological Psychiatry*, 8(1), 47-54.

Bayés, R., Güell, M. A., Masvidal, A. E., y Moros, J. (1982). «Efectos del autorregistro en un caso de insomnio crónico». *Análisis y Modificación de conducta*, 8, 349-358.

Bayés, R., y Riba, M. D. (1987). «Trastorns lleugers de salut en una població universitària». *Gaseta universitària*, 2, 63-68.

Beltrán, M. (1989). «Una de cada cuatro personas tiene problemas con el sueño». *La Vanguardia*, 1 de noviembre.

Berretini, W. H. (1980). «Paranoid Psychosis and sleep apnea syndrome». *American Journal of Psychiatry*, 137, 493-494.

Berstein, D. A., y Borkovec, T. D. (1973). *Progressive relaxation training: A manual for the helping professions*. Champaing, Ill: Research Press.

Besset, A. (1987). «Les insomnies». En *Troubles du sommeil et de la vigilance*, 23-32. París: Upjohn Éd. 92081.

Beutler, L., Thornby, J. L., y Karacan, I. (1978). «Psychologycal variables in the diagnosis of insomnia». En R. L. Williams e I. Karacan (eds.), *Sleep disorders: Diagnosis and Treatment*. Nueva York: Wiley.

Billiard, M. (1981). «The Kleine Levin syndrome». En W. P. Koella (ed.), *Sleep* (1980). Basilea: Karger, pp. 124-127.

Billiard, M. (1983). «Evaluation of disorders of excesive somnolence». En W. P. Koella (ed.), *Sleep* (1982). Basilea: Karger, pp. 159-161.

Billiard, M. (1984). *L'exploration des troubles du sommeil et de l'éveil dans Physiologie du Sommeil*. (Direction: O. Benoit.) París: Masson.

Billiard, M., Guilleminault, C., y Dement, W. C. (1975). «A menstruation-linked periodic hypersomnia». *Neurology*, 25, 436-443.

Billiard, M., y Cadilhac, J. (1985). «La Narcolepsia». En *Revue Neurologique*, 141, 515-527.

Billiard, M., y Seignalet, J. (1985). «Extraordinary association between HLA-DR2 and Narcolepsy». *Lancet* 1, 226-227.

Bixler, E., Kales, A., Soldatos, C., Kales, J. C., y Healey, S. (1979). «Prevalence of the sleep disorders in the Los Angeles Metropolitan area». *American Journal of Psychiatry*, 139, 1257-1262.

Block, A., Wynne, J. W., y Boysen, P. G. (1980). «Sleep disordered breathing and nocturnal oxygen desaturation in post-menopausal women». *American Journal of Medicine*, 69, 75-79.

Boberly, A. (1985). *Les secrets du sommeil. Les récentes découvertes de la science*. París: Éd. Belfont.

Bolton, S., y Null, G. (1981). «Caffeine: Psychological effects, use and abuse». *Journal of Orthomolecular Psychiatry*, 10, 202-211.

Bootzin, R. R., y Engle-Frieman, M. (1981). «The assessment of insomnia». *Behavioral Assessment*, 3, 107-126.

Borkovec, T. D. (1978). «The role of physiological attention-focusing in the relaxation treatment of the sleep disturbance, general tension and specific stress reaction». *Behaviour Research and Therapy*, 16, 7-19.

Borkovec, T. D. (1982). «Insomnia». *Journal of consulting and clinical Psychology*, 6, 880-895.

Borkovec, T. D., Steinmark, S. W., y Nau, S. D. (1973). «Relaxation training and single item desensitization in the group treatment of insomnia». *Journal of Behavior Therapy and Experimental Psychiatry*, 4, 401-403.

Borkovec, T. D., Kaloupek, D. G., y Slama, K. M. (1975). «The facilitative effect of muscle tension-release in the relaxation treatment of the sleep disturbance». *Behavior Therapy*, 6, 301-309.

Borkovec, T. D., y Henning, B. L. (1978). «The role of Physiological attention-focusing in the relaxation treatment of sleep disturbance, general tension, and specific stress reaction». *Behaviour Research and Therapy*, 16, 7-19.

Borkovec, T. D., Grayson, J. B., O'Brien, G. T., y Weerts, T. C. (1979). «Relaxation treatment of pseudoinsomnia and idiopathic insomnia: An electroencephalographic evaluation». *Journal of Applied Behavior Analysis*, 12, 37-54.

Bower, B. D. (1984). «Pallid syncope (reflex anoxic seizures)». *Archives of Diseases in Childhood*, 59, 1118-1119.

Bradley, C., y Meddis, R. (1974). «Arousal thres hold in dreaming sleep». *Physiological Psychology*, 2, 109-110.

Bremer, F. (1977). «Cerebral hypnogenic centers». *Annals of Neurology*, 2, 1-6.

Brezinova, V., y Oswald, I. (1972). «Sleep after a bedtime beverage». *British Medical Journal*, 2, 431-433.

Browman, C. P. (1980). «Sleep following sustained exercise». *Psychophysiology*, 17(6), 577-580.

Buget, A., Roussel, B., y Angus, R. (1980). «Human sleep and adrenal individual reactions to exercise». *Electroencephalographic Clinical Neurophysiology*, 49, 515-523.

Burwell, C. S., Robin, E. D., Whaley, R. D., y Bickelmann, A. G. (1956). «Extreme Obesity associated with Alveolar Hypoventilation. A pickwickian Syndrome». *American Journal of Medicine*, 21, 811-818.

Busby, K., y Piviki, R. T. (1983). «Failure of high intensity auditory stimuli to affect behavioral arousal in children during the first sleep cycle». *Pediatrics Research*, 17(10), 802-805.

Caffeine: What it does? (1981). *Consumer reports*, octubre, 595-599.

Carskadon, M. A., y Dement, W. C. (1977). «Sleep tendency: an objetive measure of sleep loss». *Sleep Research*, 6, 200.

Carskadon, M. A., y Dement, W. C. (1989). «Normal human sleep: An overview». En Kryger, M. H., Roth, T., y Dement W. C. (eds.), *Principles and practice of Sleep Medicine*. Filadelfia: W. B. Saunders.

Cashman, M. A., y McCann, B. S. (1988). «Behavioral approaches to sleep/wake disorders in Children and adolescents». *Progress in Behavior Modification*, 20, 215-277. (Traducción castellana: *Trastornos del sueño en niños y adolescentes*, Martínez Roca, 1991.)

Corsi, M. (1983). *Psicofisiología del sueño*. México: Trillas.

Corsi, M., Blázquez, N., Garralaga, N., González, E., Signoret,

E., Valle, P., Castro, L., y Romo, J. (1980). «Effects of paradoxical sleep deprivation upon differents learning and memory tasks in humans». Obra citada en M. Corsi (1983). México: Trillas.

Coursey, R. D., Frankel, B. L., Gaarder, K. R., y Mott, D. E. (1980). «A comparison of relaxation techniques with electrosleep therapy for chronic sleep onset insomnia A sleep EEG study». *Biofeedback and Self-Regulation*, 5, 57-73.

Critchley, M. (1962). «Periodic hypersomnia and megaphagia in adolescent males». *Brain*, 85, 627-656.

Chernick, D. A. (1972). «Effect of REM Sleep deprivation on learning and recall by humans». *Perceptual motor skills*, 34, 283-294.

De la Peña, A. (1978). «Toward a psychophysiologic conceptualization of insomnia». En R. L. Williams y I. Karacan (eds.), *Sleep disorders. Diagnosis and treatment*. Nueva York: Wiley (pp. 101-143).

Deham, M., e Imbert, M. C. (1989). «Mort subite et malaises graves du nourrisson». *Pathologie respiratoire du nourrisson et de l'enfant*. En Éd. C. Gaultier. París: Éditions Vigot.

Dement, W. C., y Kleitman, N. (1957). «Cyclic variations in EEG during sleep and their relation to eye movements, body mobility and dreaming». *Electroencephalography and Clinical Neurophysiology*, 9, 673-690.

Dement, W. C. (1983). «Sings and symptoms of sleep disorders». En J. K. Walsh, A. D. Bertelson y P. K. Schweiter (eds.), *Clinical aspects of sleep disorders. Proceedings of a symposium*. Saint Louis, Mo: Deaconess Hospital (pp. 13-32).

Dement, W. C., Carskadon, M. A., y Ley, R. (1973). «The prevalence of Narcolepsy». *Sleep Research*, 2, 147.

Dement, W. C., Carskadon, M. A., y Richardson, G. (1980). «Excesive daytime sleepiness in the sleep apnea syndrome». En C. Guilleminault y W. C. Dement (eds.), *Sleep Apnea Syndromes*. Nueva York: Alan Liss.

Dement, W. C., Miles, L. E., y Carskadon, M. A. (1982).

«"White paper" on sleep and aging». *Journal of the American Geriatrics Society*, 30, 25-50.
Dollinger, S. J. (1986). «The measurement of children's sleep disturbances and somatic complaints following a disaster». *Child Psychiatry and Human Development*, 3, 148-153.
Domino, G., Blair, G., y Bridges, A. (1984). «Subjetive assessment of sleep by sleep questionnaire». *Perceptual and Motor Skills*, 59, 163-170.
Edelstein, B. A., Keaton-Brasted, C., y Burg, M. M. (1984). «Effects of caffeine withdrawal on nocturnal enuresis, insomnia and behavior restraints». *Journal of Consulting and Clinical Psychology*, 52, 857-862.
Empson, J. A. C., y Clarke, P. R. F. (1970). «Rapid eye movements and remembering». *Nature* 227, 287-288.
Espie, C. A., Lindsay, W. R., Brooks, D. H., Hood, E. M., y Turvey, T. (1989). «A controlled comparative investigation of Psychological Treatments for chronic sleep-onset insomnia». *Behaviour Research and Therapy*, 1, 79-88.
Evans, D. R., y Bond, I. K. (1969). «Reciprocal inhibition therapy and classical conditioning in the treatment of insomnia». *Behaviour Research and Therapy*, 7, 323-325.
Feinberg, I. (1983). «Schizophrenia: Caused by a default in programmed synaptic elimination during adolescence?» *J. Psychiatr. Res.*, 17(4), 319-334.
Fisher, C., Kahn, E., Edwards, D., y Davis, D. (1973). «A psychophysiological study of nightmares and night terrors: Physiological aspects of the stage 4 night terror». *Journal of Nervous Mental Diseases*, 157, 75-98.
Frankl, V. E. (1960). «Paradoxical intention: A logotherapeutic technic». *American Journal of Psychotherapy*, 14, 520.
Franklin, J. (1981). «The measurement of sleep onset latency in insomnia». *Behaviour Research and Therapy*, 17, 547-549.
Freeman, P. R., y Papsdorf, J. D. (1976). «Biofeedback and Progressive Relaxation treatment of sleep-onset insomnia: A controlled all-night investigation». *Biofeedback and Self-Regulation*, 3, 253-271.

Gillin, J. C., Duncan, W. C., y Murphy, D. D. (1981). «Age related changes in sleep in depressed and normal subjects». *Psychiatry Research*, 4, 73-78.
Goldenberg, F. (1984). *Pharmacologie du Sommeil in Physiologie du Sommeil*. París: Éd. O. Benoit. Masson Éd.
Griffin, S. J., y Trinder, J. (1978). «Physical fitness, exercise and human sleep». *Psychophysiology*, 15, 447-450.
Gross, M. M., y Hastey, J. M. (1976). «Sleep disturbances in alcoholism». En R. E. Tarter y A. Suguman (eds.), *Alcoholism: Interdisciplinary Approaches to a Enduring Problem*. Reading: Addison-Wesley.
Gross, R. T., y Borkovec, T. D. (1982). «Effects of a cognitive intrusion manipulation on the sleep-onset latency of good sleepers». *Behavior Therapy*, 13, 112-113.
Guilleminault, C., Eldridge, F. L., y Dement, W. C. (1972). «Insomnia, narcolepsy and sleep apneas». *Bulletin Physio-Pathologique Respiratoire*, 8, 1127-1138.
Guilleminault, C., Eldridge, R. L., Simmons, F. B., y Dement, W. C. (1976). «Sleep apnea in eight children». *Pediatrics*, 58, 23-30.
Guilleminault, C., y Grumet, C. (1986). «HLA-DR2 and narcolepsy: Not all narcoleptic cataleptic patients are DR2». *Human Inmunology*, 17, 1-2.
Hartmann, E. (1973). «Sleep requirement: long sleepers, short sleepers, variable sleepers and insomniacs». *Psychosomatics*, 132, 583-586.
Hartse, K. M., Roth, T., y Zorick, F. J. (1982). «Daytime sleepiness and daytime wakefulness: The effect of instruction». *Sleep*, 5 (supl. 2), 107-118.
Hauri, P. (1982). *The sleep disorders*. Kalamazoo, Mich.: Upjohn.
Hauri, P. (1989). «Primary insomnia». En M. H. Kriger, T. Roth y W. C. Dement, *Principles and practice of sleep medicine*. Filadelfia: W. B. Saunders Company.
Haynes, S. N., Moseley, D., y McGowan, W. T. (1975). «Relaxation training and biofeedback in the reduction of frontalis muscle tension». *Psychophysiology*, 12, 547-552.

Haynes, S. N., Sides, H., y Lockwood, G. (1977). «Relaxation instructions and frontalis electromiographic feedback intervention with sleep-onset insomnia». *Behavior Therapy*, 8, 644-652.

Hoddes, E., Dement, W., y Zarcone, W. (1972). The development and use of the Standford Sleepiness Scale (SSS). *Psycho-physiology*, 9, 150.

Honda, Y., Asaka, A., Tanaka, Y., y Juji, T. (1983). «Discrimination of narcoleptic patients by using genetic markers and HLA» (separata). *Sleep Research*, 12, 254.

Horne, J. A., y Porter, J. M. (1976). «Time of day effects with standarized exercise upon subsequent sleep». *Electroencephalography and clinical Neurophysiology*, 40, 178-184.

Jenkins, S., Bachs, M., y Hart, H. (1980). «Behaviour problems in preschool children». *Journal of Child Psychology and Psychiatry*, 21, 5-17.

Jones, H. S., y Oswald, I. (1968). «Two cases of healthy insomnia». *Electroencephalography and Clinical Neurophysiology*, 24, 378-380.

Jouvet, M. (1962). «Recherches sur les structures nerveuses et les mécanismes responsables des différentes phases du sommeil physiologique». *Archivo Italiano de Biología*, 100, 125-206.

Jouvet, M. (1967). «Neurophysiology of the states of sleep». *Physiol. Rev.*, 47, 117-177.

Kales, J. D., Kales, A., Bixler, E. O., Soldatos, C. R., Cadieux, R. J., Kashurba, G. J., y Vela-Bueno, A. (1984). «Biopsychobehavioral correlates of insomnia. V: Clinical characteristics and behavioral correlates». *American Journal of Psychiatry*, 141, 1371-1376.

Kales, A., Bixler, E. O., Cadieux, R. J., Schneck, D. W., Shaw, L. C., Lock, T. W., Vela-Bueno, A., y Soldatos, C. R. (1984). «Sleep apnea in an hypertensive population». *Lancet I*, 1005-1008.

Karacan, I., Thornby, J. I., Ancm, A. M., Booth, G. H., Williams, R. L., y Salis, P. J. (1976). «Dose-related sleep disturbances induced by coffee and caffeine». *Clinical Pharmacology and Therapeutics*, 20, 682-689.

Karacan, I., Warheit, G. G., Thornby, J. I., Schwab, J. J., y Williams, R. R. (1973). «Prevalence of the sleep disturbances in the general population». *Sleep Research*, 2, 158-164.

Karacan, I., Fernández-Salas, A., y Cossins, W. (1976). «Effect of prolonged electroencephalographic-electrooculographic characteristics of chronic marihuana users: Part I». *Annals New York Academy Sciences*, 282, 348-374.

Kazarian, S. S., Howe, M. G., y Csapo, K. P. (1979). «Development of the sleep behavior self-rating scale». *Behavior Therapy*, 10, 412-417.

Kirmil-Gray, K., Eagleston, J. R., Gibson, E., y Thoresen, C. E. (1984). «Sleep disturbance in adolescents: sleep quality, sleep habits, beliefs about sleep and daytime functioning». *Journal of youth and adolescence*, 5, 375-384.

Krieger, J. (1987). «Les Syndromes d'apnés du sommeil de l'adulte». *Revue d'EEG et Neurophysiologie Clinique*, 17, 121-157.

Kripke, D. F. (1983). «Why we need a tax on sleeping pills?» *Southern Medical Journal*, 76, 632-636.

Kripke, D. R., Simmons, R., Garfinkel, L., y Hammond, E. C. (1979). «Short and long sleep and sleeping pills. In increasing mortality associated?». *Archives of general Psychiatry*, 36, 103-116.

Lacks, P. (1987). *Behavioral Treatment for persistent insomnia*. Nueva York: Pergamon Press.

Lacks, P., y Rotert, M. (1986). «Knowledge and practice of sleep hygiene techniques in insomniacs and good sleepers». *Behaviour Research and Therapy*, 24, 365-368.

Lavie, P. (1983). «Sleep Apnea in industrial workers». En C. Guilleminault y E. Lugaresi (eds.), *Sleep/Wake Disorders*. Nueva York: Raven Press, pp. 127-131.

Le Vere, T. E., Bartus, R. T., y Hart, F. D. (1972). «Electroencephalographic and behavioral effects of nocturnally occurring jet aircrafts sounds». *Aerospace Medicine*, 43, 384-389.

Lehrer, P. M., Batey, D., Woolfolk, R. L., Remde, A., y Garlic, K. T. (1983). «Does tensing muscles does to relax them? Does thinking about muscle tension increase it? A test of some procedural variables in progressive relaxation therapy». Comunicación presentada en el World Congress on Behavior Therapy en Washington, D. C.

Lichstein, K. L., y Rosenthal, T. L. (1980). «Insomniac's perceptions of cognitive versus somatic determinants of sleep disturbance». *Journal of Abnormal Psychology*, 89, 105-107.

Lichstein, K. L., Nickel, R., Hoelscher, T., y Kelley, J. E. (1982). «Clinical validation of a sleep assessment device». *Behaviour Research and Therapy*, 20, 292-297.

Lichstein, K. L., y Fischer, S. (1985). «Insomnia». En M. Hersen y A. S. Bellack (eds.), *Handbook of clinical behavior therapy*. Nueva York: Plenum Press.

Loomis, A. L., Harvey, E., y Hobart, G. A. (1937). «Cerebral states during sleep as studied by human brain potentials». *Journal of Experimental Psychology*, 21, 127-144.

Lown, B. (1987). «Sudden cardiac death: Biobehavioral perspective». *Circulation*, 76 (supl. 1), 186-197.

Lugaresi, E., Cirignota, F., y Montagna, P. (1986). «Nocturnal paroxysmal dystonia». *Journal of Neurology, Neurosurgery and Psychiatry*, 49, 375-380.

Lugaresi, E., Coccagna, G., y Mantovani, M. (1978). «Hypersomnia with periodic apneas». *Advances in Sleep Research*, vol. 4, E. Weitzman (ed.). Nueva York: Spectrum.

Lugaresi, E., Coccagna, G., Mantovani, M., Cirignotta, F., Ambrosetto, G., y Baturic, P. (1972). «Hypersomnia with periodic breathing: periodic apneas and alveolar hypoventilation during sleep». *Bulletin Physiopathology Respiratory*, 8, 1103-1113.

Marchini, E., Coates, T. J., Magistad, J. G., y Waldnum, S. J. (1983). «What do insomniacs do, think and feel during the day? A preliminary study». *Sleep*, 6, 147-155.

Mellinger, G. D., Balter, M. B., y Uhlenhuth, E. H. (1985). «Insomnia and its treatment». *Archive General of Psychiatry*, 42, 225-232.

Mendelson, W. B., Gillin, J. C., y Wyatt, R. J. (1977). *Human Sleep and its Disorders*. Nueva York: Plenum Press.

Mitchell, K. R., y White, R. G. (1977). «Self management of severe predormital insomnia». *Journal of Behavior Therapy and Experimental Psychiatry*, 8, 57-63.

Mitler, M. M., Guajavarty, S., y Browman, C. P. (1982). «Maintenance of wakefulness test: A polysomnographic technique for evaluating treatment efficacy in patients with excessive somnolence». *Electroencephalography and Clinical Neurophysiology*, 52, 658-661.

Monnier, M., y Gaillard, J. M. (1980). «Biochemical regulation of sleep». *Experientia*, 36, 21-24.

Monod, N., y Tharp, B. (1972). «Activité électroencéphalographique normale du nouveau né et du prématuré au cours des états de veille et de sommeil». *Rev. EEG Neurophysiol.*, 7, 302-316.

Monod, N., y Dreyfus-Brisac, C. (1965). *Les premières étapes de l'organisation du sommeil chez le prématuré et le nouveau né. Le sommeil de nuit normal et pathologique*. París: Masson Éd., pp. 116-148.

Monroe, L. J., y Marks, P. A. (1977). «MMPI differences between adolescents poor and good sleepers». *Journal of Consulting and Clinical Psychology*, 45, 151-152.

Monroe, L. J. (1987). «Psychological and Physiological differences between good and poor sleepers». *Journal of abnormal Psychology*, 72, 255-264.

Monti, J. M. (1990). «Étude en laboratoire de sommeil des effects du zolpidem chez les patients insomniaques». En *Insomnie et Imidazopyridines. Symposium international*. París, 1989. Amsterdam: Excerpta Medica.

Montplaisir, J., De Liry, J. L., y Dardenne, A. (1981). «Hypersomnia and maniac-depressive illness». En W. P. Koella (ed.), *Sleep* (1980). Basilea: Karger, pp. 133-137.

Morgado, I., Capdevila, L., Martí, M., Portell, I., y Segura, P.

(1985). *Per què somiem?* Premi Divulga. Barcelona: Fundació Caixa de Pensions.

Morgan, K., y Oswald, I. (1982). «Anxiety caused by a short life hypnotic». *British Medical Journal*, 284, 942.

Morin, C. M., y Azrin, N. H. (1988). «Behavioral and Cognitive Treatments of Geriatric Insomnia». *Journal of Consulting and Clinical Psychology*, 5, 748-753.

Mouret, J. (1975). «Differences in sleep in patients with Parkinson's disease». *Electroencephalography and Clinical Neurophysiology*, 38, 653-657.

Mullaney, D. J., Johnson, L. C., y Naitoh, W. (1986). «Sleep before and after gradual sleep reduction». *Sleep Research*, 5, 193.

Navin, H. L., y Wilson, J. A. (1980). «Caffeine consumption and sleep disturbance in acutely ill psychiatric in patients». *Journal of Psychiatric Nursering*, 18, 37-42.

Nicasio, P. M., Mendlowitz, D. R., Fussell, J. J., y De Petras, L. (1985). «The phenomenology of the pre-sleep state: The development of the Pre-sleep Arousal Scale». *Behaviour Research and Therapy*, 23, 263-271.

Oswald, I., y Adams, K. (1988). «A new look at short acting hypnotics in Imidazopyridines». En J. P. Sauvanet, S. Z. Langer y P. L. Morselli (eds.), *Sleep Disorders*, Ed. Raven Press. Nueva York.

Passouant, P., Cadilhac, J., y Ribstein, M. (1972). «Les privations de sommeil avec mouvements oculaires par les antidépresseurs». *Revue Neurologique* (París), 127, 173-192.

Paxton, S. J., Trinder, J., y Montgomery, I. (1983). «Does aerobic fitness affect sleep?» *Psychophysiology*, 20, 320-324.

Pedro-Botet, J., y Roca, A. (1981). «Acerca de la aparente benignidad del síndrome de hipersomnia y respiración periódica (H-RP)». *Medicina Clínica*, 76, 30-33.

Pressman, M. R. (1986). «Sleep and sleep disorders: and introduction». *Clinical Psychology Review*, 6, 1-9.

Price, V. A., Coates, T. J., Thoresen, C. E., y Grinstead, O.

(1978). «The prevalence and correlates of poor sleep among adolescents». *American Journal of diseases of children*, 132, 583-586.

Prinz, P. (1977). «Sleep patterns in the healthy aged: Relationship with intellectual function». *Journal of Gerontology*, 32(2), 179-186.

Prinz, P., Peskind, E. R., Vitaliano, P. P. y cols. (1982). «Changes in the sleep and waking EEG's of nondemented and demented elderly subjects». *Journal of American Geriatric Society*, 30(2), 86-93.

Raich, R. M. (1988). «Evaluación de la actividad predormicional y su relación con el insomnio». En J. Santacreu (ed.), *Modificación de Conducta y Psicología de la Salud*. Valencia: Promolibro.

Rechtschaffen, A., y Kales, A. (1968). *A Manual of standarized terminology, techniques and scoring system for sleep stages of human subjects*. En A. Rechtschaffen y A. Kales (eds.), USA. NIH 204. National Institutes of Health.

Rechtschaffen, A., y Kales, A. (1968). *A Manual of standarized terminology, techniques and scoring system for sleep stages of human subjects. Public Health Service, U. S.* Washington D. C.: Government Printing Office.

Rechtschaffen, A., y Kales, A. (1968). *A Manual of standarized terminology, techniques and scoring system for sleep stages of human subjects. Brain Information Service*. Universidad de California en Los Ángeles: Brain Research Institute.

Rechtschaffen, A., Wolper, E. A., Dement, W. C., Mitchell, S. A., y Fisher, C. (1963). «Nocturnal Sleep of Narcoleptics». *Electroencephalography and Clinical Neurophysiology*, 15, 599-609.

Reynolds, C. F., y Shipley, J. E. (1985). «Sleep in depressive disorders». En R. E. Hales y A. J. Frances (eds.), *Psychiatry Update: The American Psychiatric Association Annual Review*. Vol. 4. Washington D. C.: American Psychiatric Press, pp. 341-351.

Reynolds, C. F., Kupfer, D. J., y Taska, L. S. (1985). «EEG sleep in elderly depressed, demented, and healthy subjects». *Biological Psychiatry*, 20, 431-442.

Ribordy, S. C., y Denney, D. R. (1977). «The behavioral treatment of insomnia: An alternative to drug therapy». *Behaviour Research and Therapy*, 15, 39-50.

Richards, M., y Bernal, J. (1974). «Why some babies don't sleep?». *New society*, 28, 509-511.

Richman, N. (1981a). «A community survey of characteristics of 1-2 years olds with sleep disruption». *Journal of the American Academy of Child Psychiatry*, 20, 281-291.

Richman, N. (1981b). «Sleep problems in young children». *Archives of Disease in Childhood*, 56, 491-493.

Richman, N., Stevenson, J. E., y Graham, P. J. (1975). «Prevalence of behaviour problems in three year-old children: an epidemiological study in London borough». *Journal of Child Psychology and Psychiatry*, 16, 277-287.

Roger, M. (1990). *Efficacité et tolérance a long terme du zolpidem chez le sujet agé in Insomnie et Imidazopyridines*. Symposium International. París 1989. Amsterdam: Excerpta Medica.

Roth, T., Kramer, M., y Lutz, T. (1976). «The nature of insomnia: A descriptive summary of a sleep clinic population». *Comprehensive Psychiatry*, 17, 217-220.

Rutter, M., Tizard, J., y Withmore, K. (1970). *Education health and behaviour*. Londres: Longman.

Saldaña, M. C., Diest, A., y Talarn, A. (1984). «Tratamiento conductual del insomnio de iniciación. Estudio piloto de tres procedimientos mediante un análisis intrasujeto». *Revista del Departamento de Psiquiatría*. Facultad de Medicina de Barcelona, IX, 109-122.

Schoicket, S. L., Bertelson, A. D., y Backs, P. (1988). «Is Sleep's Hygiene a sufficient Treatment for Sleep Maintenance Insomnia?» *Behavior Therapy*, 19, 183-190.

Seidel, W. F., Ball, S., Cohen, S., Patterson, N., Yost, D., y Dement, W. C. (1984). «Daytime alertness in relation to mood,

performance and nocturnal sleep in chronic insomniacs and noncomplaining sleepers». *Sleep*, 7, 3, 230-238.
Shealy, R. C. (1979). «The effectiveness of various treatment techniques on different degrees and durations of sleep onset insomnia». *Behaviour Research and Therapy*, 17, 541-546.
Siffre, M. (1963). *Horts du temps*. París: Julliard.
Sitaram, N., Nurnberger, J. L., Gerhon, E. S., y Gillin, J. C. (1982). «Cholinergic regulation of mood and REM sleep: potential model and marker of vulnerability to affective disorders». *American Journal of Psychiatry*, 139, 571-576.
Smirne, S., Comi, G., Franceschi, M., y Canal, M. (1983). «Sleep studies in dementia and autonomic neuropathy». En W. P. Koella (ed.), *Sleep* (1982). Basilea: Karger.
Steinmark, S. W., y Borkovec, T. D. (1974). «Active and placebo treatment effects on moderate insomnia under counterdemand and positive demand instructions». *Journal of Abnormal Psychology*, 83, 157-163.
Stepanski, E. J., Zorik, F., y Roth, T. (1990). «L'insomnie est un problème sur 24 heures. Effects de la privation de sommeil en cas d'insomnie chronique». En *Insomnie et Imidazopyridines*. Symposium International. París, 27 abril 1989. Amsterdam: Excerpta Medica, pp. 36-40.
Sugerman, J. L., Stern, J. A., y Walsh, J. K. (1985). «Daytime alertness in subjetive and objetive insomnia: Some preliminary findings». *Biological Psychiatry*, 20, 741-750.
Talarn, A., y Saldaña, C. (1985). «Abordaje teórico-práctico desde la perspectiva conductual del insomnio de iniciación: Revisión y puesta al día.» *Revista Española de Terapia del Comportamiento*, 3, 179-207.
The International Classification of Sleep Disorders (1990). Editado por el Diagnostic Classification Steering Committee of the American Sleep Disorders Association. Impreso por Allen Press Inc., Lawrence, Kansas.
Turk, D. C., Meichenbaum, D. L., y Genest, M. (1983). *Pain and Behavioral Medicine: A Cognitive-Behavioral perspective*. Nueva York: Guilford.

Turner, R. M., y Di Tomasso, R. A. (1980). «The behavioral treatment of insomnia: A review and methodological analysis of the evidence». *International Journal of mental health*, 9, 128-148.

Turner, R. M. (1986). «Behavioral self-control procedures for disorders of initiating and maintaining sleep (DIMS)». *Clinical Psychology Review*, 6, 7-39, 2.

Turner, R. M., Di Tomasso, R. A., y Gues, T. (1983). «Failures in the treatment of insomnia: A plea for differential diagnosis». En E. Foa (ed.), *Failures in behavior therapy*. Nueva York: Wiley.

Van Oot, P. H., Lane, T. W., y Borkovec, T. D. (1984). «Sleep disturbances». En H. D. Adams y P. B. Sutker, (eds.), *Comprehensive handbook of Psychopathology*. Nueva York: Plenum Press.

Vela, A. (1984). «Redacción: El insomnio afecta a más del 70 % de la población adulta». *El País*, 3 de septiembre, p. 18.

Vogel, F. (1960). «Studies in the psychophysiology of dreams III. The dream of Narcolepsy». *Archives Generals of Psychiatry*, 3, 421-425.

Wallace, B., y Fisher, L. E. (1987). *Conciousness and behavior* (2.ª ed.). Boston: Allyn and Bacon.

Webb, W. B., y Campbell, S. S. (1980). «Awakening and the return to sleep in an older population». *Sleep*, 3, 41-46.

Webb, W. E., y Agneau, H. W. (1975). «Are we chronically sleep deprived?» *Bulletin of the Psychonomic Society*, 6, 47-48.

Webster, J. B., Kripke, D. F., Messin, S., Mullaney, D. J., y Wiborney, G. (1982). «An activity-based sleep monitor system for ambulatory use». *Sleep*, 5, 389-399.

Weetwood, H., Grant, I., Kripke, D. F., Gerst, M. F., y Yager, J. (1980). «Sleep disorders overtime: psychiatric correlates among males». *British Journal of Psychiatry*, 136, 456-462.

Wehr, T. A., Gillin, J. C., y Goodwin, F. K. (1983). «Sleep and circadian rhythms in depression». En M. H. Chase y E. D. Weitzman (eds.), *Sleep Disorders: Basic and Clinical Research*. Nueva York: Spectrum Publication, pp. 195-225.

Wever, R. A. (1975). «The circadian multioscillator system in man». *Int. J. Chronobiol.*, 3, 19-55.
Williams, R. L., Karacan, I., y Hursch, J. C. (1974). *EEG of human sleep*. Nueva York: Wiley.
Wolpe, J. (1958). *Psychotherapy by reciprocal inhibition*. Stanford: Stanford University Press.
Woolfolk, R. L., y McNulty, T. F. (1983). «Relaxation treatment for insomnia. A component analysis». *Journal of Consulting and Clinical Psychology*, 51, 495-503.
Zwart, C. A., y Lisman, S. A. (1979). «Analysis of stimulus control treatment of sleep-onset insomnia». *Journal of Consulting and Clinical Psychology*, 47, 113-118.

Biblioteca de psicología, psiquiatría y salud
Serie SALUD 2000

Títulos publicados:

Psicología oncológica – Ramón Bayés
Psicobiología del estrés – M. Valdés / T. Flores
La depresión – A. Polaino-Lorente
Salud comunitaria – M. Costa / E. López
Trastornos de la menstruación – Iglesias / Camarasa / Centelles
Anorexia nerviosa – Toro /Vilardell
Biofeedback: Principios y aplicaciones – Carrobles / Godoy
Obesidad – Saldaña / Rossell
Trastornos de angustia – J. L. Ayuso
El dolor crónico – W. Penzo
Esquizofrenia – Jordi E. Obiols / Joan Obiols
Psicobiología del embarazo y sus trastornos – Vicente Salvatierra
La diabetes – A. Polaino-Lorente / J. Gil Roales-Nieto
El niño asmático – Gila de Teruel / Martín Mateos
Los suicidios – B. Sarró / C. de la Cruz
El sueño y sus trastornos – Rosa M. Raich / M. D. de la Calzada